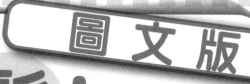

輕鬆！簡單！

窈窕
沒負擔！

今年夏天最熱門的瘦身方法——

國家圖書館出版品預行編目資料

輕鬆!簡單!窈窕沒負擔!今年夏天最熱門的瘦身方法
／ 王凱芬編著. -- 二版. -- 新北市 ： 雅典文化,
民104.09 面 ； 公分. -- (健康生活系列 ； 20)
ISBN 978-986-5753-45-0(平裝)
1. 減重
411.94   104012588

健康生活系列 2 0

輕鬆！簡單！窈窕沒負擔！今年夏天最熱門的瘦身方法

編著／王凱芬
責編／李孟珊
美術編輯／姚恩涵

法律顧問：方圓法律事務所／涂成樞律師

總經銷：永續圖書有限公司   CVS代理／美璟文化有限公司
永續圖書線上購物網   TEL：（02）2723-9968
www.foreverbooks.com.tw   FAX：（02）2723-9668

出版日／2015年09月

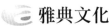
雅典文化

出版社 22103 新北市汐止區大同路三段194號9樓之1
              TEL （02）8647-3663
              FAX （02）8647-3660

第一章

一條帶子

帶來健康苗條好身材

第二章

瑜伽瘦身，

超有效的燃脂運動

第三章

經絡瘦身，

減肥必學一套彈「指」神功

輕鬆！簡單！圖文版

今年夏天最熱門的瘦身方法

窈窕沒負擔！

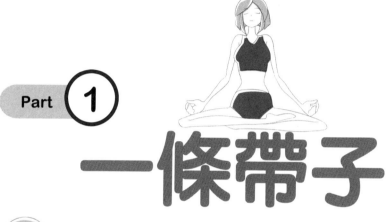

Part ①

一條帶子

帶來健康苗條好身材

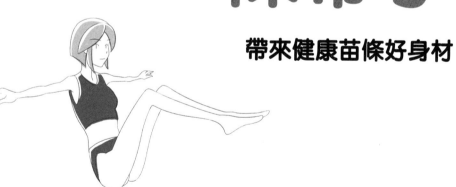

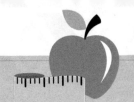

彈力帶是什麼

　　近些年來，隨著人們健康意識在不斷增強，對於不同的健身器材以及訓練方法的認識也在逐漸地提高。由最開始的啞鈴、槓鈴以及組合器械到健身球、普拉提圈、實心球以及彈力帶等目前很流行的小型訓練工具，都正在大大小小的健身俱樂部當中被廣泛地應用起來。在小型訓練工具當中，彈力帶又是一種最便於攜帶、使用起來非常方便並且十分有效的體能訓練工具。

　　早在 100 多年以前，彈性阻力工具便被應用在健身領域，主要是用於男士進行力量訓練以及女士進行修身。由於它的物理特性，20 世紀 60 年代更被應用於為太空站設計的力量及心肺訓練儀器。到 20 世紀 60 ～ 70 年代，它被復健治療師應用於復健訓練中。當時最常用的是使用單車內胎作為強化受傷肌肉的復健工具。至 20 世紀 70 年代末期，比較正規及專業的彈力帶才被製造出來，並廣泛應用在康復訓練領域，並且沿用至今。

　　彈力帶這種工具，經常作為在家或者是出差時候的健身訓練工具使用。在使用時，可以配合音樂節奏，變成一種能快速修身、加強心肺功能及改善體態的有氧訓練，具有非常不錯的療效。

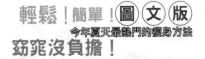

輕鬆！簡單！圖文版
今年夏天最熱門的瘦身方法
窈窕沒負擔！

這種非常好用的彈力帶在使用、保存等方面也是存在著一定的注意事項的：

1. 收納方面的注意事項

彈力帶的橡膠材質並不耐熱，所以要注意，在使用之後，應該將彈力帶收在乾燥、常溫的室內，不要讓陽光直接照射到。

每次使用之後，要儘量將彈力帶平整地放好，因為長時間以打結狀態放置的話，便有可能會造成彈力帶變形無法復原。

如果是在泳池內使用過的話，在用後一定需要用清水將其洗淨，因為泳池水中含有

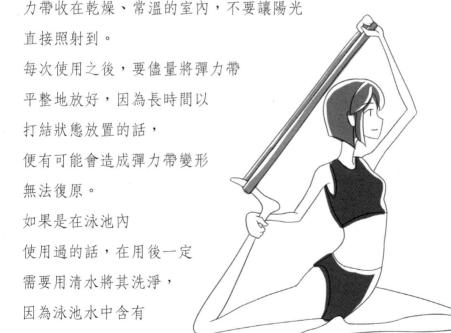

氯化物，會對彈力帶造成破壞。

在使用過程中如果出現了彈力帶黏合在一起的現象，請使用肥皂水對其進行清洗，並將其鋪平晾乾，撒些滑石粉在上面。

如果需要長時間收納的話，也要在撒上滑石粉之後再進行折疊放置，這樣才可以避免橡膠沾黏。

2. 使用過程當中的注意事項

使用彈力帶的過程中要遠離火源和高溫物體。

在使用彈力帶進行運動的時候，一定要將戒指和項鍊等飾品摘下來，以免人體受傷，或者是對飾品、彈力帶造成損壞。

在使用彈力帶的時候，要注意和周圍的人保持適當的距離，以免當打結鬆開或者是彈力帶斷裂時造成危險。

在纏繞彈力帶的時候，結一定要打牢固，以免不小心鬆開，導致強力彈擊身體而受傷。

在使用彈力帶的時候，注意不要對彈力帶進行過度拉伸，以免出現斷裂。同時在拉伸彈力帶時，是絕對不能夠放手的。

彈力帶是一種消耗品，如果其出現了彈性疲乏和龜裂等狀況時，請不要再使用。

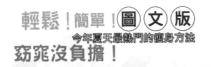

3. 健康方面的注意事項

使用彈力帶的時候，注意不要長時間將其緊束在身上，如果感覺到了太緊、不適或者是身體出現異樣的話，就要立刻將其解開。更不可以纏著彈力帶睡覺。

高血壓、腰椎間盤突出、靜脈肌瘤等疾病患者，在決定使用彈力帶進行復健治療的時候，一定先和醫生進行討論，看自己的身體狀況是否適合使用。

患有過敏性皮膚炎、異位性皮膚炎，或者是皮膚較脆弱者，在使用彈力帶的時候要注意，不能令其直接接觸皮膚。此外，纏繞彈力帶的部位會比較容易蓄積汗水，所以要勤加擦拭以保持皮膚的清潔。

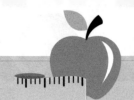

骨盆歪斜是怎麼回事

我們通常所說的骨盆歪斜，指的便是骶關節接縫處的錯位與鬆弛。不過，脊柱和全身肌肉附著不平衡而導致的骨盆歪斜情況也是存在的，所以提起骨盆歪斜的話，情況往往是十分複雜的。

一旦骨盆出現了歪斜的話，整個身體便都會出現各式各樣的不適症狀。

不良的生活習慣以及長時間保持極端的姿勢等都有可能會造成骨盆的歪斜。骨盆保持完美，沒有一點歪斜的人基本上是不存在的。根據每個人的嗜好、生活習慣、工作、年齡、性別、天生的體型和體質等不同，骨盆歪斜的情況也各有不同。

臉部、脊柱、頸部、肩部、膝蓋、腳踝以及腿的長度等都會受到骨盆歪斜的影響，其中還有複雜的相互交織的情況，也有人覺得身體各部分的咬合狀況不好，其實骨盆的歪斜才是這些症狀的原因所在。

一般情況下，十個人便會有十種不同的，各自具有特點的骨盆歪斜方式，骨盆歪斜就是這麼複雜。話雖如此，骨盆歪斜的類型還是可以大致分為3種的：

1. 右傾類型

骨盆右傾會影響到肩部，導致右肩向下歪斜，同時頭部也會出現向右邊下傾的趨勢。

2. 左傾類型

骨盆左傾的話，全身便會依順時針方向扭曲。如果腹部肌肉再衰退的話，甚至可能會造成上半身前傾。

3. 僅頭部左傾

這是歪斜方式當中比較複雜的一種。骨盆與肩部向右下方歪斜，僅頭部向左歪斜。脊椎骨大幅度的彎曲是其原因，可以說是「歪斜」的重症。

骨盆歪斜的後果也是不容小覷的。其中最直接，也是最直觀的表現便是身體變胖。

簡單地說，如果骨盆鬆散打開的話，人就會變得容易肥胖；如果把它關閉在正常狀態下，便會容易瘦下來。

骨盆打開是指髂關節錯位鬆弛，造成骨盆整體鬆弛，這時候的骨盆便處於我們通常所說的「打開」的狀態。

骨盆的這種「打開」狀態會導致位於骨盆上方的內臟脂肪以及皮下脂肪容易出現堆積，也就是所謂的物理肥胖原因。但是，最重要的一點是骨盆鬆弛對全身肌肉、骨骼系統帶來的影響。

如果脊椎骨歪斜的話，會對脊柱之間密佈的神經系統造成不良影響，各種全身不適症狀便會隨之出現，肌肉附著也會失去平衡，因此造成脂肪燃燒無法順利進行。內分泌系統的路徑也會產生障礙，脂肪儲備和消耗的平衡隨之打破。因此，骨盆歪斜一點好處也沒有。

那麼，怎麼才能夠確認自己眼睛看不見的骨盆歪斜呢？實際上，有能夠用眼睛直接確認的方法！只要站在鏡子前面就好了。

首先便是確認耳朵的位置。站直後，將兩手食指分別放在兩側耳朵下方，左、右高度有差距的人要注意了，因為頸椎歪斜的可能性非常高。

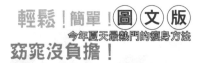

輕鬆！簡單！圖文版
今年夏天最熱門的瘦身方法
窈窕沒負擔！

　　其次是確認臉部的歪斜。將兩手食指放在下顎最突出的部位，若左、右食指的彎曲部位保持水準則沒有問題；若左、右食指高度有差距，則可能是頸椎，也就是支撐頸部的骨頭歪斜。而大多數頸椎歪斜的情況，都是由於骨盆歪斜所造成的。

　　再次便是確認肩部高度。將兩手指尖放在雙肩上，若兩手的指尖保持水準則沒有問題；而兩手指尖高度有差距，則表示脊椎骨歪斜。而脊椎骨歪斜的原因大多也是源於骨盆的歪斜。

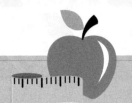

Best ways to keep fit

小心你的骨骼在不經意間變形

　　一提到肩膀痠痛、腰痛等問題，可能大多數人都會認為是「肌肉緊張」造成的。在這些人的眼中，放鬆肌肉就可以將這些問題解決掉了。可事實上這種觀點是不正確的，因為引起疼痛的不僅僅是肌肉緊張，而是同時與肌肉和骨骼兩方面都有著非常大的關聯。接下來，便讓我們先來看一看肌肉和骨骼之間的聯繫吧！

　　我們身體當中的骨骼，是由一根一根的骨頭連接形成的，在骨骼的內部則是人體的內臟。骨骼被韌帶和肌肉包裹著，透過它們的合力，帶動人體行動，也就是說，僅僅靠骨骼，人是無法行動的，必須要靠骨骼和肌肉的相互配合。如果骨骼變形了，肌肉也就會被強行拉到骨骼變形的地方，因此肌肉痠痛也就產生了！反之也是一樣，如果肌肉受力不平衡的話，骨骼就會被肌肉所影響，逐漸開始產生變形。

　　日常生活當中，由於我們是依靠雙腳行走的，如果想要站穩的話，就得使身體保持平衡，只有身體平衡了，才有可能繼續進行其他的動作。

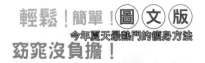

　　例如，當兩腳站立時，下半身儘量向後彎曲，為了避免向後跌倒，這時腹部肌肉會用力，支撐住身體，使我們能夠站穩。正是因為有這樣相互抗衡的肌肉，柔韌地共同配合，我們才能夠雙腿站立，靈活地進行活動。

　　如果長時間都保持著同一個姿勢不動的話，肌肉便會產生萎縮，變得僵硬，喪失掉其應有的柔韌度，對抗肌也會隨之變得無法動彈。這時候，如果肌肉一直固定在偏離正常的地方，骨頭也就會變彎，最後還會引發骨骼變形。

　　由上面的敘述可以看出，肌肉痠痛和骨頭歪曲是併發症。所以，如果想要對變形進行根本性治療的話，就要從骨頭和肌肉兩方面來進行考慮。

　　也許有時候，我們會不經意地進行一些動作，這些動作被重複多次就漸漸地變成了習慣，造成了身體的變形，所以說，有時候身體的變形是在自己絲毫沒有察覺的時候就產生了的，可能會防不勝防，但是，如果身體已經產生了變形的話，我們的身體自己還是會發出信號的。

看到這裡，建議每個人進行以下自我檢查，看看以下情況你有嗎？如果有的話，便是身體已經出現了變形：

1. 在走路的時候，不知不覺間裙子的位置就偏離了。
2. 自己的鞋子總是從外側開始磨損。
3. 睡覺的時候不習慣平躺著，而是喜歡側躺著睡或者是趴著睡。
4. 左右臉出現不對稱的情形。
5. 痛經症狀很厲害。

　　除去這些直接檢查身體變形的方法之外，還可以透過鏡子來對身體變形情況進行檢查。

　　由於對著鏡子檢查自己身體的時候，大腦會不自覺地直接將變形矯正過來，所以很難準確地檢查到變形。這個時候，請按照以下的步驟來進行檢查，這樣會收到比較準確的效果。

1. 站在鏡子前面，閉上眼睛，原地踏步走 10 秒鐘。
2. 在默默數到 10 秒的時候，將眼睛睜開，停止踏步走，全身放鬆站立。迅速觀察鏡中的自己，檢查兩邊眉毛的高度、耳朵的位置、肩膀的高度、手的長度、膝蓋的位置是否一致。

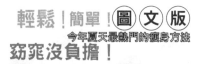
輕鬆！簡單！圖文版
今年夏天最熱門的瘦身方法
窈窕沒負擔！

如果自己已經感覺到了身體出現了左右不對稱的話，

便可以找人幫忙進行進一步的檢查。

如果能有另外一個人來進行協助的話，

就可以更準確地將變形檢查出來。

這種檢查方法很簡單：一個人俯臥，另一個人

觀察這個人的雙腿長度。

具體操作方法是這樣的：

1. 需要檢查的人趴下來，另一個人握著

他雙腳的腳踝，使他的雙腿伸直，

並且和脊柱處於同一條直線。

2. 那些雙腿長度不一的人，

大多是因為骨盆發生了變形，

令人意外的是，骨盆變形的人居然極多。

　　身體出現了左右不對稱的人，一定會感覺到不舒服。這是因為我們的身體，是以盆骨為中心，從上到下，從頭到手指尖、腳趾尖，全都是聯繫在一起的。所以說，如果骨骼產生了變形的話，肯定也會以某種形式對其他的部位產生影響。

所以，在日常生活當中，我們經常會聽到「骨骼變形會導致便祕」這樣的話。

在人體的骨骼當中，最容易引發變形的便是頸椎、胸椎和腰椎了。其中頸椎指的是脖子最上方往下的 7 根骨頭。如果頸椎變形的話，便有可能會產生肩膀痠痛、頭痛、耳鳴、眼疲勞、手麻木、失眠症以及鞭打症等病症；胸椎指的是頸椎下面的 12 根骨頭，如果胸椎變形的話，便有可能會產生肩膀痠痛、手麻木、內臟損傷等症狀；腰椎指的是腰仙骨上面的 5 根骨頭，如果腰椎變形的話，可能會產生腰痛、腰扭傷、腹瀉、便祕、腳麻木以及神經痛等症狀。

骨骼歪曲會令身體狀況變差、體型走樣

　　理想的骨盆和身型必須骶關節沒有任何錯位和鬆弛，上下左右都沒有傾斜的狀態。骨盆本身的形狀爲左右對稱的漂亮心形，上面伸展的是直立的脊椎骨（從側面看，呈緩和的「S」形），頭部處於正確平衡的位置。胸部上提，臀部的形狀也是倒著的心形。骨盆內的生殖器官舒適健康，生理順暢，腸的運作良好，全身皆達到平衡，姿態良好，表情也很生動。這樣，我們就能夠看到健康的美了。

　　骨盆歪斜不僅會令人體的健康美受到損害，同時，歪斜也是導致易胖難瘦體型產生的重要原因之一。

骨盆上方的內臟脂肪以及皮下脂肪容易堆積並不是導致肥胖的主要原因。事實上，由於骨盆歪斜而導致身體肥胖的途徑有以下四種。

1. 肌肉途徑

脊柱、頭部、髖關節、腿部等全身各個部位都會受到骨盆歪斜的波及，因此會使周圍的肌肉附著失去平衡。

這樣的話，可以活動的範圍，也就是可動範圍就會變得狹窄，肌肉開始衰退，最後造成脂肪燃燒不易。因為脂肪本來是高效的能量來源，但為了讓肌肉活動，大部分能量都被消耗了。

2. 血液循環、新陳代謝途徑

在骨盆的周圍，有著具有連接上半身和下半身功能的重要血管。骨盆歪斜會使血管受到壓迫，造成血液循環不良。也就是說，脂肪燃燒時不可或缺的氧氣供給無法順利進行，進而導致體寒、易胖。

脂肪燃燒是指脂肪在新陳代謝活動中被分解，然後轉化為能量的過程。脂肪也可以說是儲存多餘能量的倉庫。

而當人體內血液循環、廢物排出變得遲緩的時候，人體將變得容易疲勞，進而造成運動量不足。最後，在不知不覺中就變成大胖子了。

除此之外，由於人體內水分的循環也隨之惡化，所以人體容易水腫。

輕鬆！簡單！圖文版
今年夏天最熱門的瘦身方法
窈窕沒負擔！

3. 自律神經途徑

在人體當中,交感神經與副交感神經這兩種自律神經系統是相互平衡制約,同時保持健康狀態的。穿過脊椎骨的神經系統受到骨盆歪斜帶來的不良影響後,自律神經的平衡就會被破壞。

所以說,骨盆歪斜會讓人無法很好地去控制自己的食欲,還會出現例如暴飲暴食等非常不好的傾向,進而容易導致身體的發胖。

4. 內分泌途徑

由於女性生殖器官是受到骨盆保護的,所以其機能會由於骨盆的歪斜而低下。尤其是與調節生理、儲存脂肪有關的「雌激素(動情激素)」和「黃體激素」,其平衡會被嚴重破壞,不僅造成生理不調、痛經,還會造成脂肪容易堆積。

所以說,日常生活當中,一定要多注意自己的坐、臥、行等習慣,如果發現已經出現了骨骼變形的話,便要及時尋找對症的方法進行糾正。

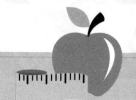

Best ways to keep fit

選用彈力帶要有理由

作為當前潮到爆的彈力帶減肥法,是有著其所特有的優勢的。之所以選擇彈力帶進行減肥,具有以下幾方面的理由:

1. 彈力帶能夠矯正骨骼變形。

將骨骼固定之後再進行活動,變形自然可以消除了。

我們可以設想一下,將散亂的鉛筆握在一起的時候會是什麼樣的情景:用雙手將鉛筆握成一束時,如果放開手,鉛筆就歪歪斜斜地倒下了。但是,如果手緊緊地握住鉛筆,並且順著鉛筆進行上下移動的話,這些鉛筆就會很整齊了。

我們身體當中的骨骼就如同是這些鉛筆。其實,骨骼只不過就是骨頭堆積起來的積木,透過肌肉來支撐。肌肉如果衰弱,就無法堅固地支撐骨骼,再加上日常生活習慣的影響,骨骼很快就會變形。骨骼變形時的狀況,就和握住鉛筆的手鬆開了一樣。

所以,當把帶子緊緊地卷在身體的某個地方上時,帶子就代替了肌肉,起到支撐骨骼的作用。在這種狀態下身體小幅度地活動,和鉛

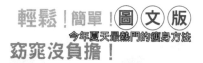

筆變得整齊的原理相同，變形的骨骼也會自然而然地回歸正常。像這樣經常卷上帶子，讓身體牢記正常的骨骼，漸漸地，肌肉也會恢復力量。

2. 彈力帶可以促進血液循環、消滅水腫

先將帶子卷上，過一會兒之後再解開，這個時候，被卷過的部位一定會感覺到非常輕鬆舒暢。這是因為，解開帶子時，一直被積壓的廢棄物就會一下子噴湧而出了。

由於人體當中的 70% 都是水分，所以不經常活動身體的話，血液和淋巴液的循環便會不通，進而導致廢棄物積壓、全身水腫。水腫也就是虛胖的意思，它是讓人看起來比實際體重更胖的原因之一。

那麼，為什麼在卷上帶子之後，能夠令血液循環變得暢通，水腫也消失了呢？

這是因為在身體的某個部位卷上帶子，便能夠壓迫和刺激此處的血管以及淋巴管。就好比用手握住正在流水的橡皮管，橡皮水管被握住後，水流會慢慢減弱，手握得更緊的話，水流就會完全被堵住。過一會兒再放開手時，被堵住的水流就會一下子噴湧而出。同樣，給身體卷上帶子，過一會兒再解開的話，被堵住的血液和淋巴液也就會暢通無阻。

這也就是說，將帶子卷上，再解開，如此進行重複，就好比用人工

抽水機來促進血液和淋巴液的流動，使得廢棄物無法堆積，進而達到消除水腫的效果。特別是，如果用帶子來刺激廢棄物容易堆積的地方，如腋下、腹股溝（腹部與大腿交界處）和膝蓋後面等部位的淋巴結的話，便可以使整個身體都感覺到輕鬆與舒暢。

除去以上所提到的這些理由之外，彈力帶還非常易於攜帶，能隨時進行訓練。重量輕，能折疊，是可以隨身攜帶的訓練工具；彈力帶的阻力來源於彈力帶拉長而非地球引力，與重力無關，在使用彈力帶的時候可以自由轉動，這可以讓訓練更自由，多變化；同時，又因為彈力帶在使用過程當中沒有慣性，沒有動力，不能借力，提供的阻力與重力無關，在訓練時不能夠借力，所以會收到更佳的訓練效果；彈力帶還能夠模仿日常動作，提高功能性。可以在任何姿態、任何平面內進行訓練，功能性更強。

彈力帶塑身的三大特徵

　　作為一種非常時尚的瘦身方法，彈力帶塑身正變得越來越流行起來。那麼，到底什麼才是彈力帶塑身呢？這種塑身方法的特點和原理又是什麼呢？下面就讓我們來具體看一下。

彈力帶塑身的 3 大特徵：

1. 能夠有效地利用彈力帶的彈性

彈力帶塑身法是用彈力帶來代替傳統脊椎按摩師的骨盆矯正技術，自己一個人也可以進行矯正歪斜骨盆的練習。

2. 以「矯正歪斜」為主要目的

這種塑身方法主要著眼於對歪斜的骨盆進行矯正，並進一步矯正全身的歪斜骨骼，由此形成易瘦難胖的體型。

3. 可以減輕各種不適的症狀

對於由骨骼歪斜所引發的肩膀痠痛、腰痛、便祕、體寒、痛經、「O」

形腿、「X」形腿、胸部下垂以及眼睛疲勞等症狀均有效果。在纏繞彈力帶的時候，可以利用其彈性，增強矯正歪斜練習的效果。

在瞭解了彈力帶塑身的 3 個特徵之後，可能有人又要問了，那為什麼使用彈力帶可以輕鬆瘦身呢？

人體的肌肉是依附在以骨盆和脊椎骨（脊柱）為支柱的全身骨骼的周圍的。也就是說，骨盆與脊椎骨之於人體相當於樑柱、台柱之於房屋的地位和作用。

當人類開始了直立行走之後，就是以脊椎骨來支撐沉重的頭部，因此往往容易引起脊椎骨變形。

而脊椎骨變形則會導致骨盆的歪斜，骨盆歪斜又會影響到全身。腰痛、肩膀痠痛等症狀也往往是由於骨盆以及身體的歪斜所導致的。當然，歪斜的骨盆也成了虛胖體質的元兇，其「導致肥胖的途徑」主要有四種：

1. 肌肉、脂肪失衡而導致的肥胖。
2. 體液循環不良以及新陳代謝緩慢而導致的肥胖。

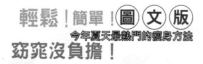
輕鬆！簡單！圖文版
今年夏天最熱門的瘦身方法
窈窕沒負擔！

3. 自律神經失調而導致的肥胖。

4. 內分泌失調而導致的肥胖。

　　雖然說彈力帶自身並不具有促進脂肪燃燒的功能，但是以彈力帶為支撐的「矯正歪斜」減肥法，是完全可以使四種「導致肥胖的途徑」恢復到正常狀態，同時把肥胖者塑造出易瘦難胖的體型。

　　如果僅僅依靠自己的力量很難進行有效塑身練習的話，那麼便可以嘗試一下彈力帶塑身了。只要利用好彈力帶的彈性，便可以輕鬆地進行塑身練習。利用彈力帶的彈性，即使力氣不大的人也是可以輕鬆進行矯正歪斜骨盆練習的！

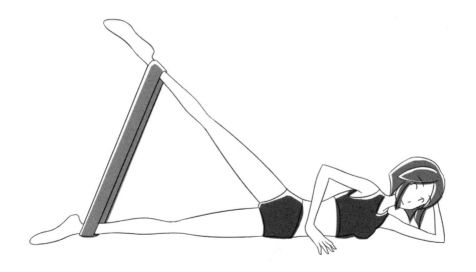

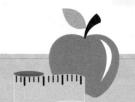

Best ways to keep fit

彈力帶具有多種功用

　　使用彈力帶進行減肥這一方法非常簡單，但是效果卻很迅速。這個減肥法操作起來也很方便，隨時隨地都可以進行。同時彈力帶還不會爲你帶來不適的感覺，相反，還會令人感覺很舒服。

　　所以說，一定要讓彈力帶成爲你的貼身好友。不僅僅是爲了減肥，如果能夠對彈力帶進行活用的話，也許你可以發現，其實彈力帶還具有非常多的意想不到的功能呢！

　　除了減肥之外，彈力帶還可以用於很多其他的場合。經常出現腰痛症狀的人可以將彈力帶綁在腰腹部，來對盆骨進行穩定，進而減輕腰痛的症狀。同時彈力帶也可以被當做裹腹帶來進行使用。並且，由於彈力帶具有更好的伸縮性，所以不需要限制身體的正常活動，就可以非常牢固地對盆骨進行支撐。

　　另外，在搬運重物的時候，如果在盆骨上卷上彈力帶的話，還能夠減輕盆骨的負荷，預防腰痛。尤其是在做園藝或者是進行大掃除時，需要不時地站立和蹲下，這時請一定先在盆骨上卷上帶子，這樣會大大地減輕腰

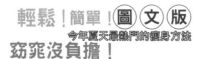

部的負擔。

除此之外還有其他的,比如說,在月經期間全身嚴重水腫的時候,卷上彈力帶,就能夠將消除倦怠;工作的時候,睏得不行了,卷上彈力帶,就能夠讓睡意立刻消除。

其實彈力帶的功能遠遠不止以上所提到的這幾種,自己在實際應用當中,還可以開發出更多的用法,這就需要自己去進行具體的實踐了。

雖然彈力帶的功能非常強大,但是也不是可以肆無忌憚地使用的。首先要注意,每次的使用時間不要超過3分鐘。卷帶子的時間,以每次3分鐘最佳。如果時間過長,反而可能會導致血流不暢,請一定要小心。即使是卷得很鬆,每次也不要超過30分鐘;如果願意的話,反覆卷多次也是可以的。

雖然在使用彈力帶的時候一次不可以卷得太久,但是對於次數卻是沒有限制。只要自己喜歡,重複卷用多次也沒有問題。因為反覆將帶子卷上、解開,要比帶子一直卷著不鬆開,更能夠促進血液的循環;在使用彈力帶的時候,要注意對比卷上帶子之前和之後自己身體的狀況。看看在卷上帶子之前和卷上之後,自己的身體狀況出現了哪些改變。褲子是否變鬆

了，肩膀和腿是否變輕鬆了，血液循環是否變好了等等，相信在使用彈力帶之後，很快你就能夠體會到彈力帶所帶來的神奇效果了。

彈力帶的基本使用方法

　　在使用彈力帶之前，一定要對其基本使用方法進行瞭解，這樣才可以在具體應用的時候「對症下藥」。彈力帶的基本使用方法主要有四種，在使用的時候可以選擇自己喜歡的、需要的纏繞方法和打結方法。

1. 單結

將彈力帶依照中心線進行對折，同時將不是環狀的一端拉緊打結。

2. 雙結

（1）將彈力帶的兩端交叉起來。

（2）然後再將一端與另外一端交叉一次，然後拉緊打結。

3. 回折＋收尾端

在對彈力帶進行纏繞的時候，拉伸兩端向彈力帶的內側回折收尾。

4. 纏繞法

（1）一般情況下，這種方法多用來纏繞腿和手腕。用一隻手將彈力帶的一端壓住，另一隻手一邊拉伸彈力帶一邊將其纏繞一圈。

（2）像包紮繃帶那樣進行錯開的纏繞，最後回折收尾。

在瞭解了這四種彈力帶的基本使用方法之後，還有兩種比較常用的纏繞方法，在進行大多數運動的時候都會用得到。

1. 最基本的骨盆纏繞法

這種纏繞方法主要是針對骨盆變形而進行的。所謂的「骨盆變形」指的就是髖骨前後、左右偏離、扭曲的狀態。

骨盆變形是由各式各樣的不良生活習慣所導致的，所以骨盆變形的方式也是很複雜多變的。髖骨的高度和打開的角度如果不同，骨盆周圍的肌肉和脂肪就會不均衡，骨盆打開時臀部也會相應變大。甚至，大腿骨也容易偏向外側，這便是形成「O」形腿的原因。

如果出現了骨盆變形的話，一定要想辦法對其進行改善。

如果想要對身體平衡的中心——骨盆進行調整的話，只要用彈力帶將其束緊，就能消除骨盆的變形，讓骨盆回到正確的位置。骨盆變

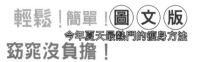

形消除了，骨盆就可以回到正確的位置，這樣內臟便也回到了正確
位置，內臟機能就可以得到提升。由骨盆變形所引發的便祕問題、
生理疼痛、全身的血液循環不暢、以及疲勞和水腫問題便都能夠輕
鬆獲得解決了。同時，骨盆的位置正了，便能夠刺激腦部滿腹中樞，
進而抑制過度飲食。

如果本來打開的骨盆回復到了
正常狀態的話，股關節也就
可以回復到正確的位置，
臀部就會變小。此外，
骨盆周圍的肌肉和脂肪
也會變得均衡，身材自然
就變好了。被壓迫的內臟和
神經也恢復到了正常狀態。

想要自然回到這樣的良好狀態，只要
用骨盆纏繞法束緊彈力帶就可以了。
同時骨盆纏繞法還擁有固定的效果。
「固定」也是彈力帶的一個重要作用。
仰臥起坐便需要固定骨盆和周圍的肌肉

來進行練習，以矯正歪斜的形態來固定身體，藉此鍛鍊周圍的骨骼、肌肉。

說了這麼多，相信大家一定有些迫不及待地想要知道骨盆纏繞法到底應該怎樣操作了，下面就來介紹一下骨盆纏繞法的具體步驟：

（1）先用手將彈力帶的中心段的位置握住，輕輕地貼在肚臍下方4指的位置上。

（2）雙手將彈力帶握緊，從前方向後方展開後進行纏繞。

（3）在後面交叉，再向前拉伸。

在臀部後面將彈力帶進行交叉，然後再用力向前進行拉伸，並調整其鬆緊度，以自己感覺到舒適為宜。

這個時候，即使不保持彈力帶的寬度纏繞，而是將彈力帶的兩端捲成繩子的形狀，纏繞在股關節上，也不影響效果。如果彈力帶的長度不夠，可以從臀部側面開始纏起，只在前面打結即可。

（4）在前方折回並將彈力帶的兩端收尾。

把彈力帶拉伸到身前，折回兩端塞入彈力帶的內側，或者將兩端打結也可以，即完成骨盆纏繞法。

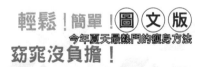

輕鬆！簡單！圖文版
今年夏天最熱門的瘦身方法
窈窕沒負擔！

還有一種臀部纏繞法，其原理與骨盆纏繞法是相同的。「臀部纏繞法」是「骨盆纏繞法」的變化應用，不同於骨盆纏繞法從前方往後方纏繞的是，將彈力帶扭成繩狀也不影響效果。此方法要將彈力帶包住臀部，從後方往前方纏繞，纏繞在前方的彈力帶扭成繩狀也不會影響效果。

2. 促進淋巴健康的「8」字形纏繞法

這種纏繞法是對以背部為中心的上半身肌肉進行放鬆、鍛鍊、減肥練習時常用的一種方法。這種纏繞法是基礎方法：將彈力帶的兩端繫在一起，用手做出「8」字形，再將兩個圈分別套在雙手手臂上，然後套到肩部。

「8」字纏繞法的具體步驟如下：

1. 將連接彈力帶的兩端做成環狀

將彈力帶對折後緊貼於肩部，保留肩寬
十個拳頭的長度，兩端打結。

2. 將呈「8」字形套在雙手手腕

將環狀彈力帶做成「8」字形，兩個圈分別
套在雙手手腕上。

3. 抬起雙臂

抬起雙臂，舉起雙手。

4. 彈力帶下滑至肩部

令左右兩邊的彈力帶都下滑至肩部。

5. 圍繞肩部

用彈力帶將雙肩圍繞起來，並在腋下對其進行調整，至此，「8」
字形纏繞法就完成了。

6. 解開彈力帶的方法

抓住交叉於背部的彈力帶上邊，向上拉起，便可以將其輕鬆解開。

在瞭解了彈力帶的這些基本使用方法之後，在透過彈力帶進行運動的
時候便可以更加輕鬆和隨意了，大家趕快行動起來吧！

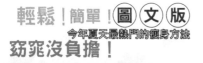

輕鬆！簡單！圖文版
今年夏天最熱門的瘦身方法
窈窕沒負擔！

彈力帶運動的目標與次數

　　可能有很多的女性朋友會認為，彈力帶運動是一種阻力運動，而一聽到阻力運動的時候，她們的心中便會產生抵觸的情緒，認為這樣的話會使自己的肌肉變得粗壯，甚至會變成「粗腿」、「虎背熊腰」等。實際上，肌肉變粗只不過是阻力運動當中的一個效果而已，只要運用得當，阻力運動是同樣可以令肌肉變得纖細起來的。簡單來說，阻力運動能夠收到以下這3種不同的運動效果：

1. 增加肌肉的力量。力量增加了，動作自然會變得更加輕鬆。

2. 增加肌肉的圍度。肌纖維變粗的話，圍度就會增加。

3. 增加肌肉的耐力。這樣的話，哪怕是重複動作很多次，也不會覺得疲勞。

　　在進行彈力帶運動的時候，只有運動目的不同，運動方法具有變化，才能夠對肌肉產生不同的刺激，進而達到運動效果。例如，健美先生為了使肌纖維變粗，肌肉圍度增加，他們會採用阻力大、次數少的運動方案；相反，女性希望透過運動來使贅肉減少，收緊鬆弛肌肉，便會使用阻力小、

次數多的運動方法。因此，如果想要提高訓練效果的話，我們便先要瞭解一下阻力運動的組合。

運動次數：

在每一組運動當中，動作重複的次數。

運動組數：

在每一次運動的時候，組數重複的次數。

最大負重：

一般以最大負重量的百分比作為單位。例如，運動員在進行平板臥推運動的時候，最重一次能夠舉起 100 公斤，那麼他的最大負重值便是 100 公斤。運動的時候，選擇用 60 公斤進行負重運動，則代表重量是最大負重的 60%。

如果運動員進行平板臥推運動的時候，這次選用 90 公斤，中間沒有間斷地共完成 4 次臥推動作。休息 5 分鐘之後再次進行 4 次臥推的話，我們便會說他使用 90% 重量，進行 2 組訓練，每組 4 次。

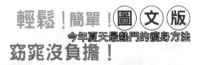
輕鬆！簡單！圖文版
今年夏天最熱門的健身方法
窈窕沒負擔！

　　由於彈力帶不像啞鈴那樣可以簡單量化，因此在進行彈力帶訓練的時候，我們需要調整彈力帶的初始長度，並在盡全力的情況下將能完成的次數作為量化單位。以下是不同訓練目標的組合建議：

	增加力量	增加肌肉圍度	增加肌肉耐力
最大負重 （訓練次數）	3～6	10～12	20～25
訓練組數	2～6	3～6	2～3

　　所以說，在使用彈力帶進行運動之前，首先應該考慮好自己的運動目的。例如一位很瘦的男士，希望透過彈力帶運動來鍛鍊肩膀肌肉，使肩膀從外觀上變得更強壯的話，那麼他便應該選擇增加肌肉圍度的運動方案。如果一位女士希望透過彈力帶運動來使手臂後側的贅肉減少的話，便可以使用肌肉耐力運動方案，這樣可以在增加耐力的同時又收緊肌肉。

　　在使用彈力帶進行訓練之前，先要考慮運動部位的訓練目標，進而選擇適當的訓練組合。在開始的時候，一定要對彈力帶的長度進行調整，進而令其能夠配合完成動作的次數。如果女性朋友想要透過彈力帶運動來令肌肉收緊的話，則最好是選用耐力訓練方案。

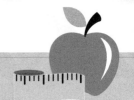

Best ways to keep fit

使用彈力帶訓練時的姿態要領

　　有很多人在透過彈力帶進行運動的時候，會由於搞不清楚動作的要領，再加上自身肌肉的不平衡，往往會令身體保持在一個不太良好的姿態，比如說，含胸或者是塌腰的姿態。如果長期以這種不良的姿態進行運動的話，不但會降低運動的效果，無法達到原有的運動目的，還會使肌肉勞損，進而增加身體受傷的機率。因此，我們經常會聽到一些健身愛好者在運動了一段時間之後，肩膀、腰椎或者是膝蓋出現了疼痛的問題，這與運動的時候姿態不良以及沒有掌握好動作要領是有著很大關係的。

雖說不同的動作姿態位置以及動作要領都各不相同，但是綜合來說，以下這四點是在進行彈力帶運動的時候所必需要注意的：

1. 收頜抬額

日常生活當中，我們在使用電腦或者是看電視的時候，很容易便會保持頭向前傾的不良姿勢。這個姿勢在進行上肢力量運動的時候，

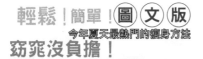

由於身體的「借力」，會顯得更加明顯。如果長期保持在這一姿勢的話，將會改變頸椎的生理彎曲，令周邊肌肉變得僵硬，並使頸椎提前退化。因此，我們在進行訓練的時候，應該注意將下頜輕微往內收，同時頭不要往前傾。

2. 沉肩挺胸

在進行彈力帶運動的時候，一定要注意令肩膀放鬆下沉、往後收，同時挺胸。由於身體中的每一個關節都具有一個最合適的活動位置，如果處在不良位置上面，關節在活動的時候所產生的壓力以及磨損會增加，最終導致受傷。

我們可以嘗試以下測試：身體站直，肩膀放鬆下沉、往後收，雙手放在體側，然後將雙手往外打開，注意雙手打開的幅度。重複剛才的動作，但在開始位置時，肩膀往前及往上，然後將雙手往外打開。你會發現，當肩膀在往前以及往上位置時，雙手打開的幅度明顯減少，同時關節有被擠壓的感覺。所以在進行訓練時，肩膀應該儘量下沉並且往後收。

3. 收腹直背

由於長期伏案工作、經常久坐、不良坐姿以及缺乏運動等原因，上班族最終都有可能會出現腰背疼痛的情況。要預防腰背疼痛以及避

免在運動的時候受傷的話，我們在運動時便需要注意良好的姿態。運動時，保持骨盆在中立位，既不前傾也不後傾，同時腹部要輕微往內收緊，這樣便能夠增加軀幹的穩定性，防止受傷。

4. 膝朝腳尖

在進行站姿運動的時候，膝蓋應該微屈，不要過於伸直。這是由於膝過度伸直會令膝後側韌帶以及軟組織拉長、鬆弛，進而導致關節不穩定以及容易受傷。另外，在進行站姿運動的時候，膝關節要朝向腳尖的方向，不要往內扣，以防止內側韌帶受傷。

使用彈力帶前的熱身運動

　　在進行彈力帶運動之前，我們需要先進行一些比較簡單，且又低強度的有氧運動來進行熱身。同時，在進行熱身運動的時候，要由慢至快，逐漸由小幅度的活動過渡至大幅度的活動，並針對不同人群的需要，安排啓動小肌群的訓練動作，以防止受傷。

在正式進入到彈力帶運動之前先熱身，可以實現下面這些目的：

1. 加速血液循環，以便將更多的氧氣和營養輸送到肌肉，爲後面的訓練做準備。
2. 啓動小肌群，預防運動當中受傷。
3. 提高神經系統同肌肉之間的聯繫，進而提高協調能力。
4. 爲由於增加運動量而導致的血壓突然間增高做準備。

熱身動作共有 3 套，下面便進行具體的介紹：

1. 彈力帶半蹲肩外旋

這個動作可以啟動肩膀後側小肌肉群，收縮下肢肌肉，令血液循環加快。

具體操作步驟如下：

（1）保持站立的姿勢，雙腳與肩同寬，屈膝，腳尖微微朝外。

（2）上身一直保持直立的狀態，收縮腹部，穩定軀幹。

（3）肩膀略微向後收，同時往下壓。

（4）兩手掌心相對，用雙手將彈力帶握緊，屈肘呈 90 度，並緊貼於身體的兩側。

（5）前臂進行轉動，使掌心朝上。

（6）肩膀向外旋轉使前臂朝外打開，肘緊貼於體側。

（7）接著將雙手往外打開，雙肘伸直。上肢進行動作的同時，下肢要同步使身體站直。

（8）依次往回收，回到最開始時的動作。

2. 彈力帶抬腿斜後拉

這個動作可以啟動肩膀後側肌肉群，提高身體的協調以及平衡能力。

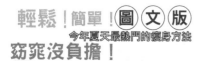

具體的操作步驟如下：

（1）上身保持直立，雙眼平視前方，腹部保持收縮狀態。

（2）保持站立的姿勢，雙腳與肩同寬，膝微屈，腳尖微微向外。

（3）將雙手放在胸部的正前方，掌心相對，將彈力帶握緊。

（4）肩膀略微往後收，同時往下壓。

（5）右單腿站立，左腿屈髖、屈膝，腳離開地面。

（6）左腿抬起時，雙手同步斜向打開，左手往下、右手往上。

（7）回到起始的位置，雙手雙腿交換進行。

3. 彈力帶半蹲肩上推舉

這個動作可以收縮全身大肌肉群，
加速血液循環。為後面的訓練
做一個充分的準備動作。

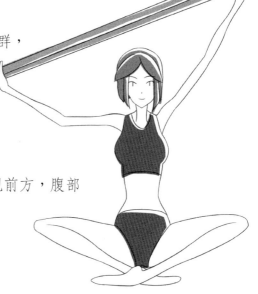

具體操作步驟如下：

（1）上身保持直立，雙眼平視前方，腹部
保持縮緊狀態。

（2）保持站立的姿勢，雙腳

與肩同寬，腳尖微微向外，膝微屈。

（3）將彈力帶圍在臀部以下的位置上。

（4）雙手放到體側，屈肘，掌心向下，握緊彈力帶。

（5）肩膀略微往後收，同時往下壓。

（6）雙手用力向前上方推，使肘伸直。

（7）身體同步向下蹲，屈髖屈膝。

（8）再依次往回收，回到起始時的動作。

完成這套熱身運動之後，就可以完全不用擔心出現不必要的運動損傷，放心地進行彈力帶瘦身運動了。

讓彈力帶幫你解決「難瘦」問題

透過使用彈力帶進行運動，能夠有效地解決「難瘦」問題，在今日，這個作用已經為大家所熟知了。但是到底為什麼彈力帶能夠解決「難瘦」的問題呢？透過彈力帶來減肥的原理是什麼呢？

起初彈力帶的主要作用便是矯正歪斜，只要歪斜被矯正了，就能夠實現瘦身的目的。

令歪斜的骨盆和身體得以恢復的最佳方法便是放鬆肌肉，然後使之變得強韌有彈性。與其花費大量時間，不如只要利用彈力彈力帶的彈性，而且不論誰都可以做到！

在傳統的療法當中，直接對骨骼系統的歪斜進行矯正是自己一個人無法達成的，而且非常危險。如果希望快速見效，或者在重症等情況下，只能是求助於脊椎按摩療法。

由於肌肉不平衡附著以及痠痛所造成的骨盆和肌肉歪斜的情況也是非常多的。不過沒有關係，只要放鬆因歪斜而導致失衡附著的肌肉和變得僵

硬的肌肉，使之強韌有彈性，就可以改善歪斜情況。

其中透過消除骨盆、身體歪斜可以完成以下四個方面的身體修復，進而促進身體脂肪的代謝。

1. 令肌肉機能得以恢復

如果由於歪斜導致失衡附著的肌肉以及僵硬的肌肉恢復到原狀的話，脂肪燃燒就會變得順利而且容易起來。

2. 自律神經能夠變得平衡協調

交感神經和副交感神經之間的平衡得以回復。交感神經在人體興奮時工作，也就是在消耗能量的時候工作；副交感神經在人體休息、睡眠以及放鬆的時候工作。兩者在工作時都是無意識的，也是生命活動當中所不可或缺的部分。

雖然食欲屬於人的本能，但是如果一旦交感神經和副交感神經失去平衡的話，就有可能會導致暴飲暴食；如果兩者之間的平衡得以恢復的話，食欲也就會被控制在一個適當的範圍之內。

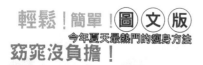

輕鬆！簡單！圖文版
今年夏天最熱門的瘦身方法
窈窕沒負擔！

3. 血液循環、新陳代謝變得順暢起來

如果血液循環能夠變得順暢的話,那麼新陳代謝也會隨之活躍起來,體內多餘的脂肪也能順利分解燃燒。

4. 內分泌恢復到平衡狀態

在骨盆歪斜的狀況得以改善之後,位於其上方的生殖器官功能也就得以恢復到了正常,女性荷爾蒙的平衡也會因此得到改善。女性在黃體激素活躍的生理期前會變得容易發胖;而生理期後的兩週內,雌激素(動情激素)變得活躍,減肥的時機就來到了。

令黃體激素和雌激素(動情激素)得以平衡是減肥成功的重要條件。

骨盆和身體的歪斜得以消除的話,導致肥胖的四種途徑就能夠恢復得正常健康,進而讓你想不瘦都難。

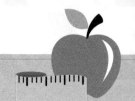

Best ways to keep fit

用彈力帶打造修長美腿

在時裝秀上面，你是不是每每看到模特兒們那一雙雙緊實纖細的美腿就會覺得豔羨不已呢？你是不是也總是會仰天長歎：「誰讓我就只長這麼高呢？」如果你是這樣的話，那你可就大錯特錯了，也許上天確實沒有給你一雙長長的腿，但是卻請你千萬要記住，就像現在流行塑身而不是減肥一樣，美腿標準可不是以長短而論的哦！只有美麗的腿形才是讓你更加自信的源泉！

一雙秀麗、修長的美腿，可以說是足以讓女人們引以為自豪的。因為擁有這樣的美腿，無論是穿著什麼樣的裙子、配上什麼樣的鞋子，都能夠讓人感到賞心悅目。不過到底什麼樣的腿才能算得上是美腿呢？一個人的腿美或者是不美，關鍵不在於長短，而是在於粗細。如果一個人的腿又粗又短的話，那麼她在夏季便可能就只能考慮要穿什麼樣的長褲來熬過炎熱的夏季，最為苦惱的還是那些必須穿制服裙的小姐們了，對於她們來說，就只好把那羞於外露的雙腿隱藏在辦公桌或者是椅子的下面，整個人也變得小心翼翼起來，完全沒有美麗女性應該有的自信和陽光。

　　而作為獨立、自強的職業女性，由於工作的需要，則常常要在椅子上連續坐上 8 個小時甚至是更多的時間工作，根本就沒有活動的餘地，慢慢地也許她們就會發現自己的雙腿開始變得越來越粗壯，這個時候，美腿的問題便開始被正式提上檯面了。如果想要輕鬆而又有效地進行腿部減肥的話，那麼彈力帶便真是一個不錯的選擇。

1. 透過彈力帶來打造修長美腿，首先要做的便是活動腳踝，這樣可以塑造出漂亮的腿部曲線，消除膝蓋以下的水腫和疲勞。

先將雙腳用彈力帶連接起來

（1）調整一下
彈力帶的伸縮力。
身體平躺，雙腿張開，
雙手像拉韁繩一樣，
拉伸彈力帶。
腳踝會離開地面，
向手的方向翹曲。保持動作 30 秒
自然呼吸，切勿屏住呼吸。

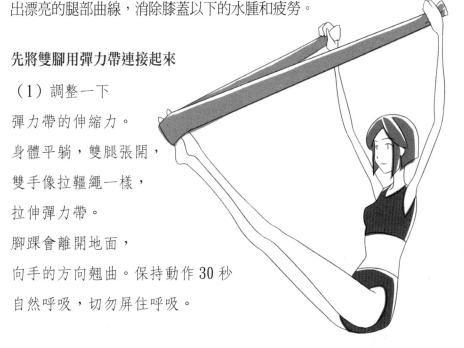

（2）在進行拉伸的時候，為了能夠讓小腿肚（腓腸肌）和阿基里斯腱也能夠獲得充分伸展，請注意調整彈力帶的鬆緊程度。

2.如果是下半身豐滿的肥胖類型，其特徵是大腿的肌肉較硬有橘皮組織（脂肪塊），也有水腫的情況。便需要充分放鬆下半身的肌肉，來消除腿部的水腫。這可以透過膝蓋的屈伸來完成，因爲屈伸膝蓋可以幫助改善整個腿部的血液循環，並改善腳尖冰冷的症狀。

先將彈力帶纏繞在大腿上面

（1）首先在大腿上纏繞彈力帶，像纏繃帶一樣把面積纏得寬一點。多餘部分的打結方法隨意，塞入彈力帶裡也可以。

（2）身體保持直立的姿勢，將背部伸直，雙手自然下垂，雙腳打開與肩同寬，一邊吐氣，一邊將膝蓋屈曲，保持動作 30 秒。

（3）將雙腳合併起來，同時屈膝，雙手左右平伸，一邊吐氣，一邊不帶抵抗意識地把腰部放下來，保持動作 30 秒。收回動作時吸氣。

輕鬆！簡單！圖文版
今年夏天最熱門的瘦身方法
窈窕沒負擔！

3. 接下來再進行半蹲的動作，這樣可以鍛鍊大腿部位的肌肉，幫助預防和改善腰部以及下半身的痠痛，同時對即將下垂的骨盆起到一定的支撐作用。

將彈力帶纏繞在大腿上

（1）身體保持站立的姿勢，將背部挺直，雙腳張開與肩同寬，雙手前伸，手臂高度保持在與肩同高的位置，一邊慢慢吐氣，一邊雙腿緩緩屈膝。

（2）身體保持深蹲的姿勢，共 10 秒鐘。臀部要儘量向後翹！

4. 然後便要對腳後側肌肉進行強化了。這就需要做向前頂腰這個動作，這樣可以消除股關節的不適，有助於美腿，改善血流不暢和水腫。

將彈力帶纏繞在大腿上

（1）身體保持站立的姿勢，兩腳前後分開，一邊吐氣，前腳膝蓋一邊屈曲。

（2）將身體的重心移到前腳上面，雙手放在腰後，同時用力頂腰。感覺像是用手把腰推出去一樣。

5.最後便是跪式後彎，這個動作可以幫助腹肌和大腿肌肉變得柔和，預防腰痛和大腿前部痠痛，同時對大腿部位的線條起到一定的調節作用。

將彈力帶纏繞到大腿的上面

（1）身體保持跪姿，將雙手放到胸部的附近，輕輕進行下壓，使腹直肌獲得拉伸。以這個姿勢向後彎腰。頭先不要向後彎。彎到極限後，保持姿勢 5 秒。

（2）接下來，以後彎姿勢，頭也向後彎，並將腰部與大腿往前推。此時可以感覺到比第一步驟動作時，臀部肌肉更加緊實。到達極限點後，只要感覺臀部肌肉收緊，就可以回復原來的姿勢。

完成這套動作之後，你便應該與大象腿告別了，也許只有瘦過之後你才會發現，原來擁有纖細的美腿竟然是如此的簡單。

塑造漂亮臀部的卷帶法

　　最能夠展現女人優美曲線的部位莫過於纖細的腰身和渾圓的臀部了。豐滿而又富有彈性的臀部是女性體態健美的關鍵之處。

　　要想擁有迷人的曲線，達到標準的三圍標準，最重要的就是要解決「豐臀」的問題。然而，臀部變形、下垂，也是眾多女性所無法擺脫的困擾。臀部如何才能變得又緊又翹呢？

　　所謂「緊」，就是緊實，指的就是臀部肌肉要繃緊，不鬆弛，臀部皮膚也同樣要緊實光滑富有彈性。

　　「翹」，指的就是臀形，臀部想要翹的話，臀部肌肉的曲線就要上揚，並且還不能扁塌下垂。由於臀部的肌肉纖維是朝著左、右兩個上角呈45度角斜上拉伸的，因此很容易因地吸引力和不良姿勢等原因而變得鬆弛下垂，如果坐姿不正確、長時間久坐不動等，都會讓臀部變得扁平或者是沒形。

　　一個鬆弛或者是下垂的臀部，會讓你的魅力減半，想要自己變得性感、迷人的話，就快來塑造豐滿、有彈性的肌肉，重點實施身體後側的保養吧！

1. 想要改善臀形，首先便要搞定粗壯的大腿。這個時候，可以採取俯臥＋向後抬腿的動作，這樣可以美臀塑形，並且對於腰痛還有一定的預防和改善作用。

先用彈力帶將骨盆纏繞住

（1）將彈力帶纏繞在臀部。身體俯臥，將靠墊或枕頭放在胸部下方，上半身放鬆。右腳上抬，膝蓋屈曲呈 90 度。

（2）右腳膝蓋保持 90 度屈曲，將大腿從地面抬起，離地約 5 公分以上。到達極限點後，保持姿勢 5 秒。回復到原來姿勢後，換另一側動作。

2. 接下來便是緊緻臀部的動作，那就是提臀。透過這個動作可以鍛鍊臀部肌肉和腰內肌，消除下半身的水腫和疲勞。

先用彈力帶將雙腳連接起來

（1）將彈力帶纏繞在腳背的中心，並調整伸縮力，如果太鬆，則沒有效果。單腳上抬時，有一定的拉力即可。用彈力帶將雙腳連接後，身體站立，雙手伸直向上舉，然後右腳向前用力抬起。抬到極限位置後，保持姿勢 5 秒。

（2）利用前踢出去的右腳受到的反作用力向後踢。此時，注意向上提臀，提到極限位置後，保持姿勢 5 秒。回到原來姿勢後，深呼吸。

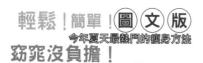

輕鬆！簡單！圖文版

今年夏天最熱門的瘦身方法

窈窕沒負擔！

在練習這個動作的時候，如果能夠以腳尖站立的話，則可以向後提得更高。

3. 最後便要進行整體提臀的動作了，那就是俯臥抬腿，這個動作可以鍛鍊大腿的前側，有助於提臀。

用彈力帶將臀部纏繞起來

（1）將彈力帶纏繞在臀部上。身體俯臥，將靠墊或枕頭放在胸部下方，上半身放鬆。

（2）雙腳雙膝併攏，一邊吸氣，一邊將雙腿抬高，直到離地約 10 公分。到達極限點時，保持姿勢 5 秒，自然呼吸即可。放下雙腿時，一邊吐氣，一邊緩緩放下。

這個動作每 3 次為 1 組，建議在睡前練習 2 組。

在雙腿同時向上抬的時候，臀部也要大範圍向上提。這樣的話，便能夠鍛鍊到大腿的前側了。這個動作的幅度雖然不大，但是效果卻可以遍及腰部與背部。進行這個動作時的關鍵在於一定要注意呼吸，腿部向上抬的時候吸氣，腿部放下的時候吐氣。做動作的時候一定要輕輕進行，不要令其產生反作用力。

相信在彈力帶的輔助之下，練習完這套具有提臀效果的動作之後，你的臀部便可以 UP 起來，隨著美臀一天天變得圓潤而又緊致，你的魅力和自信也會隨著提升起來。

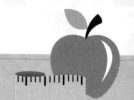

Best ways to keep fit

讓腰圍輕鬆變小的卷帶法

　　腰腹部肥胖主要是因為全身多餘的脂肌堆積在此而形成。所以，讓腰部變得輕盈，並且塑造迷人的纖細曲線，就成了擺脫肥胖的一大目標。

　　美麗的夏季，真的是女人們最為驕傲的時節，擁有曼妙身材的她們總是迫不及待地在這個時候翻出自己所有的漂亮衣服，想像一下，裙衫飄飄，婀娜體態盡顯風光，賞心悅目自然當屬苗條如柳的玲瓏俏佳人。

　　這個時候，那些粗腰者可是看在眼裡，急在心頭了：節食、吃減肥藥、喝減肥茶、拼命地健身出汗，可謂是招數使盡，只為求得苗條，也不管自己所用的方法是否科學。不過這樣做的結果，卻往往是未能如願，反而還會帶來諸多不良的後果，可謂是「衣帶漸寬終不悔，為『美』消得人憔悴」。

　　尤其是那些終日裡忙忙碌碌的辦公族，似乎每天都有多得做不完的事情，她們沒有時間運動、沒有時間健身，即便是偶爾走路也只是從這個辦公室到裡走到那個辦公室裡。長時間的坐著，使得她們的臀部變得越來越鬆弛，肚子也開始越來越大了，於是整個體型便開始變得像個棗核一樣，

輕鬆！簡單！圖文版
今年夏天最熱門的瘦身方法
窈窕沒負擔！

中間胖，兩邊瘦。這下可愁壞了那些高品味的上班族女性，她們一邊在大喊著：「做女人怎麼可以這樣！」一邊立志要改變現狀。於是乎，辦法沒少想，主食也被一減再減，可遺憾的是，人雖然開始變得弱不禁風起來，但是腰腹部的肥肉呢，卻還是沒有減下去。

其實，減肥遠遠沒有這麼痛苦，那麼到底要怎樣才能夠擁有健康而又美麗的小蠻腰呢？關鍵是看你怎麼做了。只要找對了方法，讓腰部曲線變得玲瓏起來其實是很簡單的。其中彈力帶運動法便是一個很不錯的選擇。

由於腰部沒有骨頭，所以容易造成脂肪堆積。為了使腰部變得輕盈，消除全身的脂肪是必要的。其實只要矯正了骨盆的歪斜，腰部的脂肪也就可以輕鬆消失了。

透過彈力帶來進行腰部練習的基礎是，放鬆以腰部周圍、腹部、側腹為中心的肌肉，以及相連的背部、大腿肌肉等，使之變得強韌，如此就能矯正骨盆歪斜。使髖關節的活動變得順暢，腰圍也能輕鬆緊縮。

彈力帶瘦腰法適合胸部以下較瘦而腰圍較粗的類型。透過這個方法可以提高腰部的柔韌性，鍛鍊從側面支撐骨盆的肌肉（腹外斜肌）。

1. 第一個動作是伸腰，這個動作可以矯正骨盆前歪，幫助預防以及改善腰痛。

先用彈力帶將骨盆纏繞起來

（1）身體保持直立，雙腳打開約與肩寬。

（2）將上半身向後仰，在保持這個姿勢的同時，由1數到5。回到原來的姿勢後進行深呼吸。

2. 第二個動作是轉腰，做這個動作的要點是動作一定要大，這個動作可以幫助預防、改善腰痛，同時消除便祕。

用彈力帶將骨盆纏繞起來

（1）身體保持直立的姿勢，雙腳打開約與肩同寬，雙手放在腰間。依逆時針方向轉動一圈半後，將腰部往左側靠。

（2）回到原來的姿勢之後進行深呼吸，再以同樣的速度依順時針方向轉動一圈半之後，將腰部往右側靠。

3. 第三個動作是緊縮腰圍的絕招，那就是頂腰，這個動作有助於去除腰部骨頭上的多餘脂肪，並預防以及改善腰痛！

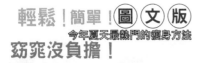

輕鬆！簡單！圖文版
今年夏天最熱門的瘦身方法
窈窕沒負擔！

先用彈力帶將骨盆纏繞起來

（1）身體保持直立的姿勢，雙腳張開大約與肩同寬。將雙手放在
腰部的兩側，腰部往左頂。這個時候重心要落在腳上。

（2）利用回到原來姿勢的力量把重心往右移，
腰部往右頂。

4. 第四個動作是雙臂交叉側轉。
這個動作可以收緊側腰以及背部，
有助於消除多餘的贅肉，
以及背部、肩部的痠痛。
將彈力帶按照「8」字形法進行纏繞
雙腳併攏坐在地板上面，膝蓋彎曲，
背部挺直。雙臂在胸前交叉，
保持這個姿勢，一邊吐氣，一邊將上半身
慢慢往左轉。吸氣時回到原來的姿勢，
將上半身慢慢往右轉。
身體回轉時，上半身稍微後傾，可以發揮
強化腹部肌肉的作用。

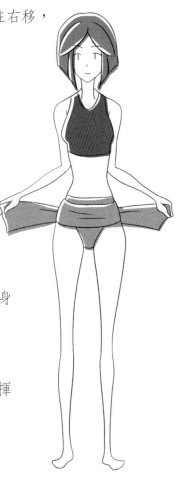

5. 第五個動作是往上拉腿，這個動作可以塑造出漂亮的腰圍，有助於放鬆腿部的肌肉，並改善腰痛，消除下半身的鬆弛。

用彈力帶將雙腳連接起來

在雙腳相連的情況下仰臥，用雙手支撐

右膝內側偏下的位置，一邊吐氣，一邊慢慢抬高右腿，腳尖繃直。在極限點保持 10 秒。然後，一邊吸氣，一邊慢慢回到原來姿勢。

用雙手支撐左膝內側偏下的位置，一邊吐氣，一邊慢慢抬高左腿，腳尖繃直。在極限點保持 10 秒。然後，一邊吸氣，一邊慢慢回到原來的姿勢。

6. 第六個動作是腳的搖擺運動，這個動作是由強化腹肌來縮減腰圍的，有助於強化內部的腰大肌，還可以改善下半身的鬆弛。

用彈力帶將雙腳連接起來

（1）將彈力帶的兩端繫在腳心兩端並調整彈性，仰臥後，雙腳垂直上舉，交替搖擺膝蓋到足尖部位。

（2）左右腳持續進行 30 秒鐘的搖擺運動。

7. 第七個動作是側身彎曲，這個動作能夠收緊腰圍，有助於伸展頸背（胸鎖乳突肌），同時還可以預防、改善肩部痠痛和頭痛。

將彈力帶依照「8」字形法進行纏繞

輕鬆！簡單！圖文版
今年夏天最熱門的瘦身方法
窈窕沒負擔！

（1）身體向左側躺，將頭放到枕頭上面。左手往前伸以支撐身體。右手沿著腰部放在身體上面。慢慢抬高頭部，在極限點保持5秒鐘。

（2）換另外一側進行相同的動作，不要帶有抵抗的意識，收回動作的時候要慢慢的。

8. 第八個動作是轉體運動，這個動作可以讓腰變得柔軟，塑造出美麗的腰部曲線，有助於令腰部周圍的肌肉變得柔軟，同時還可以預防和改善腰痛。

用彈力帶將骨盆纏繞起來

（1）身體保持站立的姿勢，雙腿微微開離，雙手離開身體，一邊吐氣，一邊將上身向左轉，臉部面向前方。輕輕地轉到極限位置之後，不需要保持靜止，回復到原來的姿勢之後，換成另外一側進行動作。

（2）一邊吐氣，一邊將上身向右轉，臉部依然面向前方。

　　透過這八個彈力帶瘦身動作，是完全能夠搞定腰部肥胖問題的，擁有小蠻腰的感覺一定會非常美妙。

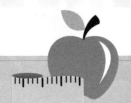

Best ways to keep fit

這樣卷適合下腹部鬆弛的人

在某些文化當中，非常推崇摩擦佛像的大肚子，因為他們認為，佛像的大肚子便是好運的象徵，如果能夠摸到它的話，便能夠獲得好運。

這種想法是一種對於大肚子的尊崇。但是如果你自己有了一個大肚子的話，可能就沒有那麼幸運了。有越來越多的研究都顯示，腹部肥厚的油脂會讓我們患心臟病、中風、高血壓、糖尿病，甚至是癌症的風險增加。

在追蹤調查了 36 萬名歐洲人之後，歐洲癌症與營養遠景調查的研究員們記錄下了世界上規模最大，歷時最久的健康研究之一。他們發現腹部脂肪最多的人與腹部脂肪最少的人相比，過早死亡的機率會加倍。並且，無論這些參與者是否超重，死亡的風險也都會隨著腰圍的增長而有所加劇。

不過，可千萬不要在還沒有弄清狀況之前，就把飲食當中所有的脂肪都放棄掉了，因為這裡的罪魁禍首並不是脂肪本身。

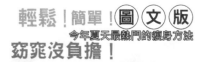

健康人的身體，都是需要一些脂肪組織的。它可以存儲能量，調節荷爾蒙含量，幫助我們吸收維生素和礦物質，為我們提供內置隔熱層。事實上，我們日常生活當中 20% 至 35% 的熱量均來自於脂肪。只有那些超出了人體正常需要的脂肪才是需要除去的，也才是真正意義上多餘的脂肪。

多餘的脂肪不僅對健康不利，同時更是美麗殺手，讓眾多愛美的女性朋友們頭痛不已。

那些習慣久坐的 OL 和宅女們，想必腹部都會囤積大量的贅肉，這個時候，可千萬別以為冬天快到了，只要穿上厚厚的衣服就能夠將這些肉肉遮擋住了，其實不是的，恰好相反，如果為了遮蓋自己胖胖的身體而去刻意穿太多的衣服，反而會讓自己更加像個「小腹婆」！

被「小腹婆」這個稱呼所困擾的女性朋友，相信不在少數。而實際上，偏偏是腹部的贅肉最難消除，這讓很多女性都感到束手無策。不過有了彈力帶之後，所有的這一切便都不再是難題了，接下來教大家幾種透過彈力帶來進行瘦身的方法，這些方法尤其適用於那些骨盆打開，下腹部脂肪囤積，體力不足而又缺乏持久力以及耐力的人。相信一定可以幫助愛美的朋友們解決掉煩人的腹部贅肉問題。

1. 首先這個動作便是大家都很熟悉的仰臥起坐。這個動作可以強化腹部肌肉，幫助預防以及改善腰部疼痛。

先將彈力帶纏繞到骨盆上面

（1）透過這個動作可以有效地鍛鍊肚臍上方的腹部肌肉。仰臥後雙腿併攏，雙膝屈曲，雙手放在耳後支撐頭部。

（2）接下來一邊吐氣，一邊從頭部開始起身，在極限點保持10秒。之後一邊吐氣，一邊還原。

2. 其次便是扭腹。這個動作可以幫助骨盆恢復原位，並且可以很好地預防和改善腰痛的症狀，維護腹肌的左右平衡。

先將彈力帶纏繞在骨盆上面

（1）仰臥之後，雙膝保持屈曲，慢慢地吐氣，同時抬起左肩，轉動上身，使左手接觸右膝。頭部跟著動也沒有關係。伸直右手支撐身體，雙腳腳掌保持著地，保持5秒。之後一邊吐氣，一邊還原，換另一側動作。

（2）將右肩抬起來，同時轉動上身，使右手接觸到左膝。伸直左手支撐身體，雙腳腳掌保持著地，共持續5秒鐘的時間。

3. 再次是抬腰練習，這個動作能夠幫助強化臀部肌肉，塑造出漂亮的臀圍。

先用彈力帶將腿部纏繞固定

（1）因為在做這個動作的時候，雙腿如果分開的話，效果就會減弱，所以一定要將雙腿用彈力帶固定。這個練習需要使用雙腳腳掌以及背部上方兩處來進行支撐，能夠鍛鍊臀部的肌肉，對臀部肌肉起到一定的收緊作用。仰臥之後，將雙膝屈曲，雙手的掌心向下置於大腿兩側來對腰部進行支撐，同時將身體向上抬，同時抬高頭部，雙肩儘量不要離開地板。保持這個姿勢的同時，將腰部向右側扭轉。

（2）一邊吐氣，一邊還原，再換左側進行動作。因為這個動作做起來比較不容易，所以在極限點的時候不保持靜止也沒有關係。

4. 然後便是抱住雙膝，這個動作可以打開髖關節，幫助鍛鍊骨盆上方的肌肉，同時還可以消除便祕，預防腰痛。

將彈力帶從腰部一直綁到雙腳部位

（1）採用抱膝坐的姿勢。儘量抵抗彈力帶的收縮性打開雙膝。將背部伸直。

（2）以彈力帶的收縮力作為支撐，同時大幅度張開雙膝並儘量靠往胸部。

5. 最後便是扭腰練習及雙腿交叉法。這個動作可以消除側腹部位的鬆弛，矯正骨盆前後的錯位，同時還具有預防、改善腰痛，消除便祕的功效。

先用彈力帶將雙腿纏繞起來

（1）仰臥之後將雙腿屈曲起來，雙手放在耳朵後面對頭部進行支撐。將右腿交叉放在左腿上。

（2）接下來一邊吐氣，一邊將腿部與腰部往左側倒，在極限點保持 5 秒鐘。之後一邊吐氣，一邊還原，換另一側動作。

（3）將左腿交叉放到右腿上面，一邊吐氣，一邊將腿部和腰部向右側倒，在極限點保持 5 秒鐘。

　　這套透過彈力帶來減掉小肚子的方法，只要持續一段時間之後，便會出現顯著的效果，從此以後，你就不再是「小腹婆」，而是變成「小腰精」了。

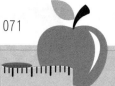

Best ways to keep fit

這麼卷幫你告別「蝴蝶袖」

　　蝴蝶袖原本是指一種法式浪漫柔美的服裝設計風格，這種風格的服裝兩袖寬鬆自然垂降，穿上這種服裝的人在舉手投足間，他的雙袖便會隨風飄逸，展現出如同蝴蝶一般優雅振翅的模樣。蝴蝶袖也故而得名。不過在現在，蝴蝶袖這個詞則不太讓人高興了，因為現在人們大多都是用這個詞來形容上臂後方鬆垮下垂的贅肉的。

　　人的上臂後緣，肱三頭肌所在的位置，即上臂內側腋窩的下邊，經常會生有兩片贅肉，我們形象地叫它「蝴蝶袖」。因為肱三頭肌的肌肉面積比較大，且利用的機會也較少，如果不是特別加強練習的話，即使是天生麗質的瘦美眉也經常會有這兩片軟趴趴的肥肉，讓整個身材顯得比較臃腫。

　　當你舉起手臂做個輕拋的動作時，驚覺手臂下的小肉肉也跟著興奮地狂甩不已，似乎整條手臂有一半都在流動；當你將手臂向前抬起，令其跟身體呈90度，用另外一隻手的手指輕彈手臂下的肌肉，結果肌肉呈現出了波浪狀的抖動。如果這樣的話，那麼你便應該考慮進行局部大瘦身了。因為這個結果顯示你是脂肪過剩族。

每當到了夏季的時候，看到滿街都是漂亮的露背裝和無袖T恤，這個時候再低頭看看自己手臂上的那團肉，是不是真的有想要快快回復纖細手臂的想法呢？其實這個想法可以透過手臂按摩法來實現。在這裡告訴你一種簡單的瘦手臂的妙方，只要持之以恆，持續一個月，就能減掉手臂上的脂肪，鍛鍊出結實的臂肌，屆時可別忘記買一件無袖T恤來秀秀你的美臂。

皮下脂肪不易消除，因此，建議大家可以多進行肘後伸的力量訓練，收緊這一部位的肌肉，使上臂從視覺上更纖瘦和更有線條。但是，這並不是說前側肌肉不用訓練。在我們的日常生活中，需要經常使用這一組肌肉。因此，為了提高我們的動作效率及預防受傷，同樣需要適量訓練。

上臂肌肉群主要是由前側的屈曲肌肉群以及後側的伸展肌肉群組成，前側的屈曲肌群由肱二頭肌、肱肌及肱橈肌組成；後側的伸展肌群則主要由肱三頭肌形成。要鍛鍊前側的肌群，一般的肘前屈動作便能起到一定的訓練效果。同樣的，肘的後伸動作便能訓練到肱三頭肌。

肌肉的連接位置是不同的，所以說，如果想要有效地鍛鍊到上臂前側這三塊肌肉的話，我們便需要不同的訓練方法才能達到目的。相同情況，由於後側的肘三頭肌連接位置不一，要有效收緊這部位的肌肉，我們同樣

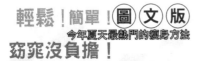

需要用到多種訓練方法，才能達到最佳效果。

具體可以試試下面的拉伸方法：

肘伸展式：

身體直立，兩眼看向前方，收腹，打開雙腳，腳尖向外與肩同寬，微略微彎曲膝；將彈力帶繞在背部 1/3 位置；上臂向前向上，屈肘成 90 度，掌心相對，雙手握緊彈力帶；肩膀微微向後並向下壓。一邊呼氣，收手用力伸直手臂，保持 3 秒。一邊吸氣，慢慢返回初始姿勢。

肘屈式

雙眼向前方看，挺直上半身並收腹。雙腳與肩同寬站立，膝略微彎曲，腳尖略微向外，雙腳踩住彈力帶。伸直雙手放在身體兩側，掌心朝前，握緊彈力帶。肩膀微微向後並向下壓。一邊呼氣，雙手用力，使肘最大幅度地彎曲。一邊吸氣，慢慢回到初始狀態。

垂式肘屈

雙眼向前方看，挺直上身並收腹。雙腳分開站好，與肩同寬，膝略微彎曲，腳尖略微向外，雙腳踩住彈力帶。伸直雙手放在身體兩側，掌心相對，緊握彈力帶。肩膀微微向後並向下壓。一邊呼氣，雙手用力，使肘最大幅度地彎曲。一邊吸氣，慢慢回到初始狀態。

反握肘屈

雙眼向前方看，挺直上半身並收腹。雙腳打開，站好，與肩同寬，膝蓋略微彎曲，腳尖略微向外，雙腳踩住彈力帶。伸直雙手放在身體兩側，掌心向後，握緊彈力帶。肩膀微微向後並向下壓。一邊呼氣，雙手用力，使肘最大幅度地彎曲。一邊吸氣，慢慢回到初始狀態。

俯身肘伸展

弓步，直立上身並收腹，讓身體保持穩定，身體向前傾45度。眼睛看向腳前方。右腳在前並踩住彈力帶，將其固定，腳尖略微向外，膝蓋向腳尖方向彎曲。手臂儘量向後靠，與身體成30度角，彎曲手肘90度，掌心向內，用雙手握緊彈力帶。肩膀微微向後並向下壓。一邊呼氣，雙臂用力，使肘部伸直，一邊吸氣，慢慢回到初始狀態。

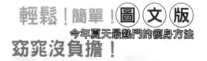

背後肘伸展

弓步,直立上半身並收腹,讓身體保持穩定。左腳在前,腳尖略微向外,向腳尖方向屈膝,右腳踩住彈力帶以固定。雙手放在腦後,雙手緊緊橫握彈力帶,儘量讓雙肘向前。一邊呼氣,雙手用力讓肘伸直。一邊吸氣,慢慢回到初始狀態。

　　透過以上這些努力之後,是不是「蝴蝶袖」已經不見了呢?天下沒有醜女人,只有懶女人!只要持續做運動,就能去掉臂膀的贅肉,使皮膚光潔圓潤,手臂修長、無贅肉,擁有美臂不是夢!但在做這些動作的時候,也要注意適量原則,否則做得過多的話,反而有可能會令臂部的肌肉變得過分強壯,這樣的話,就得不償失了。

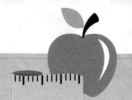

Best ways to keep fit

讓胸部變美的彈力塑身法

　　乳房對於女人的重要意義是不言而喻的，它是一個女人成熟、性感與氣質的重要載體，對於她們的自信、美麗、交際、工作、戀愛，甚至是婚姻都有著重要的影響，不能擁有豐滿、堅挺、圓潤的胸部就無法稱得上是一個完美的女人。讓自己的雙乳變得挺拔、渾圓起來，相信是每個愛美女性都無法拒絕的夢想。這個時候，能夠找到一種安全又有效的豐胸方法便成為了當務之急。在波霸風暴的襲擊之下，很多女性都想知道健胸的祕訣。而彈力帶運動豐胸法便是一種有效、安全、經濟而又便利的豐胸良方。

　　雖然女性胸部大小取決於脂肪的積聚多少，但透過胸大肌的訓練，能使局部位置肌肉更結實和豐滿，進而在視覺上達到豐胸的效果。

　　要想擁有完美的胸部，首先要增加胸部上束肌肉的圍度，這樣能使胸部整體面積增加而產生更豐滿的效果，同時又能改善因年齡增加而導致的胸部下垂問題；其次，加強胸部中束肌肉訓練能加深乳溝的深度，令胸部更加迷人；再次，多訓練下胸束肌肉能使胸部從側面觀時，更挺拔玲瓏。

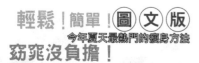

　　胸部的肌肉群主要是由兩組肌肉所組成的，即胸大肌及胸小肌。胸大肌是表層肌肉，胸小肌是深層肌肉。當我們上臂往內收、往前屈、往內旋及在水平面往內收時，胸大肌都會參與運動。因此，這組肌肉對上肢活動十分重要，需要經常鍛鍊。相反，比較深層的胸小肌收緊時，會將肩膀向前拉，產生「含胸」的不良姿態。胸大肌可以再分為三個部分：上束、中束及下束。不同部位需要不同的訓練方法才能形成有效的鍛鍊。

　　由於肌肉纖維的走向不同，在對胸大肌進行訓練的時候，訓練方法也會有所不同。這就是為什麼進行胸肌訓練時，要進行多種不同角度、不同方法的訓練。對於女性，三角肌前後束肌肉只需要適量訓練，收緊肌肉及增加肌肉線條便足夠，並不需要過量訓練，不然會導致肌肉增厚。

具體可以透過以下這些動作來進行訓練：

1. 彈力帶站姿推胸

這個動作能夠收緊胸肌以及上臂後側肌肉，令胸大肌和肱三頭肌都獲得鍛鍊。

（1）令雙眼平視前方，上身保持直立的姿勢，收縮腹部。

（2）雙腳與肩同寬站立，腳尖微微朝外，膝部微屈。

（3）將彈力帶繞在身後，大約位於背部 1/3 處的位置。

（4）令上臂朝外部打開，肘略微低於肩部，屈肘成 90 度，掌心朝下，雙手握緊彈力帶。

（5）肩膀略微向後收及往下壓。

（6）進行呼氣的動作，同時雙手往前以及往內方向推至肘部伸直。

（7）然後吸氣，緩慢地回到開始的姿勢。

2. 彈力帶前平舉

這個動作能夠收緊肩膀、上胸以及前臂處的肌肉，對三角肌和胸大肌起到一定的鍛鍊作用。

（1）上身保持直立的姿勢，雙眼平視前方，收縮腹部。

（2）雙腳與肩同寬，腳尖微微朝外，膝部微屈，雙腳踏著彈力帶。

（3）雙手伸直放在骨盆前側，雙手握緊彈力帶，掌心朝後。

（4）肩膀略微往後收，同時往下壓。

（5）呼氣，同時雙手往前舉至肘與肩平行。

（6）雙手始終保持與肩同寬的寬度。

（7）吸氣，身體緩慢回到起始時的姿勢。

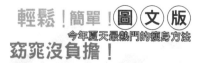

輕鬆！簡單！圖文版
今年夏天最熱門的瘦身方法
窈窕沒負擔！

3. 彈力帶側平舉

這個動作能夠收緊肩膀以及前臂處的肌肉，對三角肌進行鍛鍊。

（1）上身保持直立的狀態，雙眼平視前方，收縮腹部。

（2）雙腳與肩同寬，腳尖微微向外，膝部微屈，雙腳踏著彈力帶。

（3）將雙手伸直之後，放到大腿的外側，雙手握緊對側的彈力帶，掌心朝內。

（4）肩膀略微往後收以及往下壓。

（5）進行呼氣的動作，雙肩用力往外至肘略低於肩。

（6）吸氣，緩慢回到起始時的姿勢。

4. 彈力帶站姿直立划船

這個姿勢能夠收緊肩膀以及上臂前側的肌肉，對三角肌、肱二頭肌都具有一定的鍛鍊作用。

（1）上身保持直立的姿勢，雙眼平視前方，收縮腹部。

（2）雙腳與肩同寬，腳尖微微朝外，膝部微屈，雙腳踏著彈力帶。

（3）將雙手伸直，放到大腿前面，雙手握緊對側的彈力帶，掌心朝後。

（4）肩膀略微往後收，同時往下壓。

（5）進行呼氣的動作，雙手用力

往上拉至肘略低於肩。

（6）吸氣，緩慢的回到起始的姿勢。

5. 彈力帶單腿站姿單臂直立划船

這個動作能夠收緊肩膀以及上臂前側的
肌肉，增加身體的平衡能力。對三角肌
以及肱二頭肌都具有一定的鍛鍊作用。

（1）上身保持直立，雙眼平視前方，
收縮腹部。

（2）雙腳與肩同寬站立，膝微屈，
腳尖微朝外，雙腳踏著彈力帶

（3）將重心放在右腳，左腳離開地面，
雙腳距離不變雙手伸直放在大腿前側。

（4）雙手握緊對側彈力帶，掌心朝後。

（5）肩膀略往後收，同時往下壓。

（6）進行呼氣的動作，右手用力往上拉至
肘略低於肩。

（7）吸氣，同時緩慢地回到開始時的姿勢。

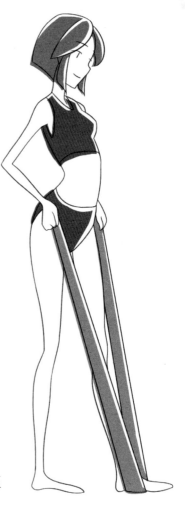

　　想要乳房持久美麗，除去持續進行彈力帶運動鍛鍊之外，還要在日常生活當中注意胸部的保健。平時注意按照正確方法穿著胸罩，保持良好胸型。

　　另外女性乳房的豐滿與否還與日常飲食有著密切的關係。食物中所提供的足量鈣質和胸部鍛鍊相結合，對於乳房的豐隆會更加有效。

　　青春期女性可以吃一些富含維生素 E 以及有利激素分泌的食物，如高麗菜、葵花籽油等來促進乳房發育。對於那些乳房發育完全，但不豐滿的女性，則應該多吃一些熱量高的食物，如蛋類、瘦肉、花生、豆類等，這樣可以使瘦弱的身體變得豐滿，同時乳房中也由於脂肪的積蓄而變得飽滿而又富有彈性。

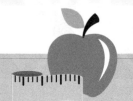

彈力帶背部拉伸，塑造完美腰背線條

　　相信每一位愛美麗的女性都會希望能夠在炎炎夏日的時候，穿上露背裝，來展現自己那優美而又迷人的背部線條。不過如果自己從上背至下背全都是肥厚的脂肪以及贅肉的話，那麼，本來一個能夠配合陽光來展現自己身材的機會，可能就會因此而失去了。

　　如果想要擁有美好的背部線條的話，便需要多進行上臂往後伸以及往內收的訓練動作練習，這樣的話可以收緊下背部的肌肉，進而使腰部的線條顯得更加優美，外形變得更加修長起來。同時，還需要多進行上臂在水平面往後的訓練動作，這樣不但能夠收緊上背部的肌肉，同時還可以加速這個部位的血液循環，令皮膚變得更加細膩。除此之外，還具有改善長期伏案工作者由於坐姿不良而導致的肩頸疼痛等問題。

　　在對背部肌肉進行訓練的時候，只需要遵照輕重量以及多次數的原則進行即可，並不需要進行大重量的訓練，以避免出現「虎背熊腰」的體態。除去想要擁有美好的肌肉線條之外，健康的身體對於我們來說也同樣是十分重要的。因此，我們可以多加強一下對於肩袖肌群的訓練，以預防肩關節的疼痛。

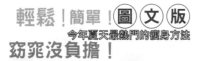

輕鬆！簡單！圖文版
今年夏天最熱門的瘦身方法
窈窕沒負擔！

　　上背部的肌肉由斜方肌和菱形肌兩組肌肉組成，主要是用來控制肩胛骨的移動的。位於表層的肌肉是斜方肌，深層的肌肉是菱形肌。斜方肌主要分爲上、中、下 3 個部分，起點爲上項線、枕外隆凸、第 7 節頸椎和全部胸椎的棘突，止點爲鎖骨外側 1/3 部分、肩峰以及肩胛岡。主要功能爲肩帶上舉、下壓及縮回肩袖肌群。當我們的肩膀往上移動時，上斜方肌便會收縮；當肩膀往中間移動時，中斜方肌及菱形肌收縮而當我們肩膀往下移動時，下斜方肌收縮。

　　下背部的肌肉則主要是由背闊肌所組成的，背闊肌的位置爲肩胛下沿至骨盆，起點爲胸椎棘突、全部腰椎棘突、?正中脊等處，止點爲肱骨內側緣，主要功能爲肩關節內旋、內收和伸展。當我們的上臂往後伸、往內收及往內旋都能收緊這組肌肉。

　　肩膀深層肌肉是由很多塊小肌肉組成，其中有四塊肌肉對我們的肩膀穩定性非常重要，稱之爲「肩袖肌群」。肩袖肌肉群起於肩胛骨，止於肱骨，主要功能爲肩關節內旋和外旋背闊肌。透過肩內、外旋活動能強化這組肌肉，增加維持肩關節穩定，防止肩受傷。

在進行背部鍛鍊的時候，我們還可以借助彈力帶來進行拉伸，下面就為大家推薦幾組利用彈力帶拉伸背部的動作：

俯身划船

弓步姿勢起始，直立上身，收腹，讓身體保持穩定。身體前傾30度，眼睛看向腳前方，讓頭、身體以及後腿都處在一條直線上。把身體重心放在右腳，並踩住彈力帶防止其鬆動，腳尖向外，膝蓋向腳尖方向彎曲。兩隻手自然垂下，將彈力帶握緊。肩膀微微向後並向下壓。一邊呼氣，雙手用力將彈力帶向後拉，靠近身體，肘部朝後。一邊吸氣，慢慢放鬆並恢復初始狀態。

俯身飛鳥

右腿單腿站立，並用右腳踩住彈力帶，腳尖微微向外，膝蓋向腳尖方向彎曲。上身直立，收腹，讓身體保持穩定，以髖為軸心，將身體向前傾45度。兩眼看向腳前方，左腿向後，讓頭、肩、臀及後腿位於一條直線上。兩隻手自然垂下，掌心向內，再用雙手握緊彈力帶。肩膀向後收同時向下壓。先一邊呼氣，並用雙手用力向外拉，直到手與肩在同一平面上。然後一邊吸氣，慢慢回到初始狀態。

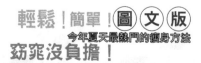
輕鬆！簡單！圖文版
今年夏天最熱門的瘦身方法
窈窕沒負擔！

坐姿划船

　　上身直立收腹，坐在墊子上，身體微微向後傾。雙腿屈髖屈膝，腳跟著地，兩條腿保持平行，腳尖向上鉤並將彈力帶套在腳上。雙手併攏向前伸直，放在膝蓋上方，雙手掌心朝內，將彈力帶握緊。肩膀微微向後並向下壓。一邊呼氣時雙手向後拉到肚臍前方。一邊吸氣時慢慢回到初始狀態。

坐姿肩上推舉

　　上身直立收腹，坐在
墊子上，身體微微向後傾。
雙腿屈髖屈膝，腳跟著地，
腳尖朝上鉤，並將
彈力帶套在雙腳上。
上臂略微外打開，肘部彎曲，
前臂與地面垂直。兩隻手
都放在肩部一側，握緊
另一側的彈力帶，掌心向前，
肩膀微微向後並向下壓。一邊呼氣，
一邊將手朝上推舉，肘部伸直。

雙手之間的距離大約與肩同寬。

　　透過以上這一套動作的練習，可以有效鍛鍊上背部的肌肉，不僅令肌肉得到收緊，同時還可以促進這個部位的血液循環，這樣的話，就能夠加速背部脂肪的分解，美化腰背部的線條，同時還可以促進鍛鍊部位的血液循環，進而令這個部位皮膚的膚質得到提高。

　　除此之外，經常對背部肌肉進行鍛鍊還可以預防關節炎等常見的肩部疾病，令肩部機能得到加強，防止出現運動損傷等意外情況。

　　所以說，平時多對肩部進行鍛鍊是非常有必要的，但是在進行肩部鍛鍊的時候一定要適宜，不能貪多，只要能夠實現鍛鍊的目的，適量就好。

極速塑造完美身型的全身訓練

也許你經常會聽到或者是看到過很多電視以及雜誌介紹一些減肥新產品，聲稱不用運動，同時也不用改變原有的飲食習慣便可以實現快速瘦身的目的；又或是聲稱自己的方法或儀器是最新發明出來的，能夠比以往的那些訓練增加幾倍的訓練效果。

實際上，這些都只不過是一種宣傳的伎倆罷了，絕大部分都是誇張失實的。安全有效的修身減肥方法只有一個，即：少量多餐、均衡飲食、多進行有氧運動、適量進行力量訓練，同時還要維持充足的睡眠。

但是，在生活節奏快，生存壓力又很大的現代生活當中，大多數人都沒有足夠的時間天天進行力量訓練。因此要想用最短的時間，快速將全身多餘的脂肪燃燒掉，將鬆弛的肌肉收緊的話，彈力帶的全身組合訓練便成為了首選。在同一訓練強度及時間內，參與的肌肉群越多，熱量的消耗也就越大。在進行彈力帶全身組合訓練的時候，能夠調動大量的肌肉來參與運動，包括上肢、下肢以及軀幹部位的肌肉，相比傳統器材訓練只能鍛鍊 1～2 組肌肉，這種訓練方法的能量消耗更大，同時也更加省時、有效。

由於彈力帶運動不需更換器材，也不用對器材的角度進行調整，所以訓練過程中不需要停頓，這樣可保持心率在訓練區域，達到有氧訓練提高心肺功能及燃燒脂肪的功效，同時又能強化、收緊肌肉，加速新陳代謝，使熱量消耗加快。

與器材相比，由於沒有靠背維持身體穩定，在進行彈力帶訓練時，軀幹部位的腹肌及背肌需要更多的參與，因此能更有效的加強軀幹的穩定性，預防腰背疼痛。

具體的訓練動作為：

1. 彈力帶站姿蹬腿＋肩上推舉

這個動作可以收緊大腿前側以及肩膀部位肌肉，增加身體的平衡能力和核心控制能力。

對於股四頭肌、三角肌和肱三頭肌均具有一定的鍛鍊作用。

具體的操作方法為：

（1）上身保持直立的姿勢，雙眼平視前方，收縮腹部。

（2）右腿保持站立，左屈髖，左大腿與地面平行。

（3）將左膝屈成 90 度，腳尖往上鉤並將彈力帶套在左腳上面。

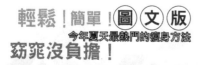

（4）上臂略微往外打開，同時屈肘，前臂垂直於地面。

（5）令雙手處於肩的外側，掌心朝前，握緊彈力帶。

（6）肩膀略微往後收，同時往下壓。

（7）進行呼氣的動作，左大腿前側肌肉用力，使左腿伸直。

（8）手向上方推舉，將肘伸直。

（9）吸氣，緩慢地回到起始時的姿勢。

2. 彈力帶俯身蹬腿＋直臂上拉

這個動作可以收緊大腿、臀部以及肩膀部位的肌肉。能夠增加身體的平衡能力和核心控制能力。

對於股四頭肌、臀部肌群、三角肌等均具有一定的鍛鍊作用。

（1）右腿保持站立，腳尖微微朝外，膝微屈，朝向腳尖的方向。

（2）上身保持挺直的姿勢，收縮腹部，穩定軀幹以髖為軸心向前傾大約 90 度。

（3）目光直視腳前方，將左髖和左膝全部屈曲，腳尖往上鉤並將彈力帶套在左腳上面。

（4）雙手垂直往下，同時互握並握緊彈力帶。

（5）肩膀略微往後，同時往下壓。

（6）進行呼氣的動作，左腿用力往後蹬腿，直到大腿伸直並且與

身體處於同一平面為止。

（7）將雙手伸直，同時手往上拉。

（3）吸氣，緩慢地回復到起始時的姿勢。

3. 彈力帶弓步蹲＋肩上推舉

這個動作可以收緊肩膀、上臂後側、大腿以及臀部的肌肉。對於三角肌、肱三頭肌、膕繩肌、股四頭肌以及臀部肌群均具有一定的鍛鍊作用。

（1）取弓步的姿勢，上身保持直立狀態，收縮腹部，穩定軀幹。

（2）右腿髖和膝部屈曲成為 90 度，朝向腳尖的方向，腳尖微朝外踏住彈力帶。

（3）左腿屈膝，並將重心放在雙腿中間，腳尖碰地。

（4）上臂略微向外打開，屈肘，令前臂垂直於地面。

（5）將雙手放在肩膀外側，掌心朝前，握緊彈力帶，肩膀略往後收同時下壓。

（6）進行呼氣的動作，同時大腿用力，右腿伸直。

（7）將手往上進行推舉，肘部伸直，雙手保持與肩同寬的寬度。

（8）吸氣，緩慢地回到起始時的姿勢。

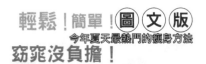

4. 彈力帶站姿髖外展＋側平舉

這個動作可以收緊臀部以及肩膀部位的肌肉。能夠增加身體的平衡能力和核心控制能力。

對於臀部肌群和三角肌均具有一定的鍛鍊能力。

（1）上身保持直立的姿勢，雙眼平視前方，收縮腹部。

（2）保持站立的姿勢，雙腳與肩同寬，膝部微屈，腳尖微微向外，雙腳踏著彈力帶。

（3）將雙手伸直放到大腿的外側，雙手握緊對側彈力帶，掌心朝內。

（4）肩膀略微往後收，同時進行下壓的動作。

（5）將身體的重心向右側移動，使左腳離開地面，身體儘量保持垂直，不要側傾。

（6）進行呼氣的動作，臀部用力，左腳往外。

（7）右手往側舉，直到手部略微低於肩部為止。

（8）吸氣，同時緩慢回到起始時的姿勢。

5. 彈力帶站姿後踢＋前平舉

這個動作可以收緊大腿、臀部以及肩膀部位的肌肉。能夠增加身體的平衡能力和核心控制能力。對於臀部肌群、膕繩肌和三角肌均具

有一定的鍛鍊作用。

（1）上身保持直立的姿勢，雙眼平視前方，收縮腹部。

（2）保持站立的姿勢，雙腳與肩同寬，腳尖微微朝外，膝部微屈，雙腳踏著彈力帶。

（3）將雙手伸直放到大腿的前側，雙手握緊對側彈力帶、掌心朝後。

（4）肩膀略微往後收，同時往下壓。

（5）將身體的重心向右側移動，左腳離開地面，身體儘量保持垂直，不要側傾。

（6）進行呼氣的動作，臀部用力，左腳往後。

（7）右手往前舉，直到肘略高於肩。

（8）吸氣，緩慢地回到起始的姿勢。

　　這套全身訓練，能夠令身體當中主要部位的肌肉都得到鍛鍊，進而讓你以最短的時間便完成最全面的運動，受到非常不錯的瘦身效果。

輕鬆！簡單！圖文版
今年夏天最熱門的瘦身方法
窈窕沒負擔！

放鬆運動舒展身體，加強減肥效果

　　每當訓練結束之後，有很多人都經常會將課後的整理活動忽略掉，認為只要是進行了一系列的運動便已經足夠了，所以這些人往往會在運動結束之後便直接去休息了。事實上，這種做法是非常不對的。如果在運動之後沒有進行任何形式的整理活動的話，不但會影響到訓練的效果，同時更會對身體產生不良的影響。

　　一般情況下，在進行完彈力帶運動之後的整理活動共由兩部分組成，那就是 5 ～ 10 分鐘的低強度有氧運動和拉伸大肌肉群的運動。

1.5 ～ 10 分鐘的低強度的有氧運動。

在進行運動的時候，血液的流動速度會變得比較快，這是由於心跳加速以及肌肉收縮進行協助的結果。但是在進行了高強度的訓練之後，如果沒有低強度的有氧運動來使肌肉收縮協助血液流動的話，便會增加心臟的負擔，長期下去更有可能會導致心臟出現問題。除此之外，身體在運動過程當中還會產生大量的代謝物停留在肌肉組織當中，並產生肌肉疼痛以及疲勞的感覺，身體需要進行低強度的有氧運動，透過血液循環將這些代謝物帶走的話，便可以緩解肌肉

疼痛，加速恢復。

2. 拉伸大肌肉群

將運動拉伸作為訓練之後的恢復方式，已經具有二十多年的歷史了。有研究指出拉伸能夠有效地令肌肉獲得放鬆，減少肌肉僵硬的狀況，促使血液微循環增加，這樣的話養分便能夠到達需要修補的組織，同時還可以加快代謝廢物的排除。

具體的放鬆動作為：

1. 放鬆三角肌

這個動作可以對三角肌以及肩內旋肌群起到一定的鍛鍊作用。

（1）上身保持直立的姿勢，雙眼平視前方，收縮腹部。

（2）身體保持站立的姿勢，雙腳與肩同寬，腳尖微微朝外，膝部微屈。

（3）將右手伸直向前，拇指向下。

（4）用左手將右肘部位握住。

（5）將右上臂拉向左肩

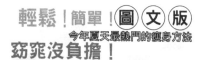

2. 放鬆肩內旋肌群

（1）上身保持直立的姿勢，雙眼平視前方，收縮腹部。

（2）保持站立的姿勢，令雙腳保持與肩同寬，膝部微屈，腳尖微微朝外。

（3）將彈力帶重疊、留約前臂長，雙手分別握住兩頭

（4）令右手在上面，左手在下面，雙手同時放於體後。

（5）使用右手將彈力帶向上方拉動。

3. 放鬆肩外旋肌群

（1）上身保持直立的姿勢，令眼睛直視前方，收縮腹部。

（2）保持站立的姿勢，雙腳保持與肩同寬，膝部微屈，腳尖微微朝外。

（3）將彈力帶重疊起來，留出大約相當於前臂的長度，雙手分別將兩頭都握住。

（4）將左手和右手都放在體後，令左手在上面，右手在下面。

（5）用右手將彈力帶向下方拉動。

4. 放鬆肱二頭肌以及前三角肌。

（1）上身保持直立的姿勢，令雙眼平視前方，收縮腹部。

（2）保持站立的姿勢，令雙腳保持與肩同寬，膝部微微屈曲，腳尖微微朝外。

（3）儘量將雙手放在身體背後的中間位置，同時令掌心朝後。

（4）將彈力帶重疊起來，預留出大約和前臂一樣長的長度，雙手將彈力帶緊握住。

（5）將雙手向斜後方向伸過去。

5. 放鬆前臂屈曲肌

（1）令上身保持垂直的姿勢，坐在墊子上面，收縮腹部。

（2）將肩部外展開來，同時保持屈肘的姿勢。

（3）雙手十指交叉起來，掌心向外，在胸前相交。

（4）將肘部伸展開來，兩手的掌心向外推開。

6. 放鬆背闊肌

（1）令上身保持垂直的姿勢，身體坐到墊子上面，收縮腹部。

（2）將雙手伸直之後往上方舉起，令雙手之間的距離略微窄於肩寬。

（3）用雙手將彈力帶握緊，同時掌心朝前。

（4）身體向右側進行彎曲，同時向右方轉體。

輕鬆！簡單！圖文版
今年夏天最熱門的瘦身方法
窈窕沒負擔！

（5）當左側背部能夠感覺到有拉伸的時候，使用右手用力將彈力帶往下方拉抻。

7. 放鬆臀部肌群

（1）取盤腿坐的姿勢，將腰背部保持在挺直的狀態，身體向前。

（2）將右腿往前同時令膝部屈曲。

（3）將左腿移至身體的側後方向。

（4）將上身向前，令其靠近前側的大腿，使大腿儘量貼於胸前。

8. 放鬆股四頭肌及髂腰肌

（1）上身保持直立姿勢，擺出弓步，收縮腹部。

（2）令右腿在前面，同時屈膝成為 90 度。左大腿微微往後，屈膝跪於墊子上面。

（3）將彈力帶重疊套在左腳上面，雙手握緊彈力帶。

（4）雙手同時用力，將彈力帶往上方拉抻，將小腿拉近大腿。

9. 放鬆膕繩肌

（1）整個人都平躺在墊子上面，右腿屈髖屈膝，同時將右腳踩於墊子上面。

（2）左腿屈髖的同時將膝部伸直。

（3）將彈力帶重疊起來，放在左小腿的位置，透過雙手將彈力帶握緊。

（4）透過雙手用力，同時將彈力帶往下方拉抻，拉的時候使大腿儘量靠近到胸前。

10. 放鬆背部肌群

（1）令上身保持垂直的姿勢，坐在墊子上面，收縮腹部。

（2）將左膝伸直左膝，同時令右膝屈曲。

（3）將右腳放於左膝的內側。

（4）令左肘頂於右膝的外側，同時將右肘伸直，手放在身體的右後方對體重進行支撐。

（5）將上身轉向右方。

（6）用左肘用力向左方頂。

　　至此，就將彈力帶運動後的這10個主要的放鬆動作介紹完了。記住，在運動完後一定要進行放鬆練習，這樣不僅可以防止運動損傷，還可以讓運動的功效得到最大程度的發揮。

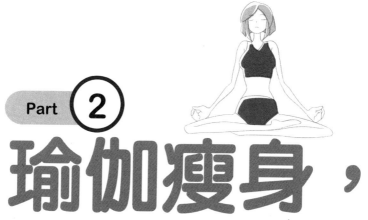

Part ② 瑜伽瘦身，

超有效的燃脂運動

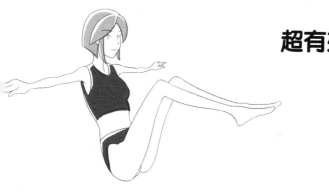

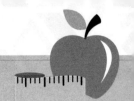

Best ways to keep fit

瑜伽減肥，輕鬆、愉悅、不反彈

今年春節的一次聚會，俐琳遇到了好久沒見的采芸，她氣色很好，身材也很勻稱，與三年前的那個面色暗淡、體態臃腫的小婦人相比，判若兩人。後來得知，她在健身房裡持續練了三年瑜伽。這件事也讓一直被贅肉苦惱的俐琳動了心。

瑜伽的瘦身美體作用是顯而易見的。它透過瑜伽體位的練習、冥想的減壓、調息的調節和瑜伽的飲食方式、飲食習慣，以及高溫瑜伽獨特的熱環境等來達到減肥塑形、瘦身美體的效果。因而，這項運動值得推崇。

瑜伽已逐步傳入世界各國，成為人們的一種時尚的健身運動，越來越多的人開始關注並練習瑜伽。從印度河文明時期的古老瑜伽到如今流行於世界的現代瑜伽，人們更關注於它的健身功效，如減壓、塑形、修身養性、排毒養顏、醫療康體等；也有許多的女性和肥胖的人群更青睞於瑜伽的瘦身美體功效。

瑜伽不同於跳健美操減肥瘦身那樣，有較快的音樂節奏和較強的運動強度，很難持續；不像跑步瘦身那樣單調、枯燥；不像游泳健身那樣，需

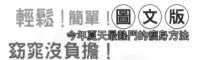

輕鬆！簡單！圖文版
今年夏天最熱門的瘦身方法
窈窕沒負擔！

要專門的游泳場地。瑜伽以其獨有的靜感和舒緩柔美的音樂，透過體位的前彎、後仰、拉伸、扭轉等使人們得到正確合理的鍛鍊，使女性擁有曼妙的身姿，使肥胖的人們擁有輕盈健康的體魄；瑜伽透過冥想調息，想像美好的事物，模仿動植物的動作形態來完成瑜伽健身，使得在練習瑜伽的時候心情舒暢；瑜伽在練習過程中只需要一張墊子和較小的安靜空間就可以隨時練習，甚至有些動作還可以晚上睡覺前在床上練習。

而且瑜伽這一健身方式，透過提倡素食主義，使得練習者不自覺地改掉了暴飲暴食等不良的飲食習慣，進而養成良好的飲食方式。研究表明，正確的飲食方式更有助於減肥。

1. 瑜伽體位法對瘦身美體的好處

瑜伽體位法是（在舒適的動作上維持一段時間）在緩慢的動作中，身體保持放鬆和做深沉的呼吸，使得血液很自然的能夠攜帶大量氧氣並且吸收。

瑜伽體位的練習方法充分地體現了它的針對性，瑜伽體位練習過程中要很好的呼吸、冥想配合在一起，它不是單純的伸展練習，而人在練習某一個特定的瑜伽姿勢時，需要集中意識力在身體被抻

拉、擠撐到的地方，也就是瑜伽姿勢對身體起作用的某個部位，然後透過呼吸和冥想來感受這一部位，甚至想像這一部位的正在達到瘦身減肥的效果。

　　瑜伽的體位雖然簡單，但它能讓身體的肌肉拉長並加速血液循環，起到燃燒脂肪的作用。而一些扭轉的體位也能十分有效的消減身體局部的脂肪，及消除內臟周圍堆積的脂肪，維持正常功能

2. 瑜伽冥想對瘦身美體的好處

　　冥想是一種改變意識的形式，它透過獲得深度的寧靜狀態而增強自我意識和良好狀態。冥想透過想像美好的事物，或者放鬆大腦什麼都不想，讓人們的身體及心靈得到愉悅和輕鬆。

　　研究表明，進食時的愉悅心情有利於減肥。很多人認為肥胖就是因為吃得太多而引起的，

所以利用節食的方式來減肥，但往往達不到滿意的效果。瑜伽中的冥想能很好的排憂解壓，使得身心愉悅。

現代的人們工作壓力大，社會競爭激烈，使得很多人們精神緊張。

透過瑜伽冥想緩解壓力，放鬆緊繃的神經，使人們心態平和穩定，身體健康。

只有這樣，才能有規律的生活，形成良好的生物時鐘。研究顯示，生物鐘紊亂，會導致能量消耗不均，能量堆積，致使脂肪形成，變得肥胖。

3. 瑜伽調息對人體瘦身減脂的好處

瑜伽的調息也叫瑜伽的呼吸，是瑜伽呼吸方面的瑜伽鍛鍊。瑜伽調息不僅鍛鍊呼吸，也能移動呼吸器官，有意識、有節奏，強烈的擴展。瑜伽調息是瑜伽的主要部分，是連接體力鍛鍊與精神修養的橋樑。

瑜伽呼吸能十分完全地透過橫膈膜對身體內臟產生作用：吸氣時想像身體像氣球，橫膈膜下沉，按摩到腹部內臟，加強腸胃的蠕動，吐氣時橫膈膜上移，按摩胸部內臟，如此能加強整個內臟系統的機能，而一呼一吸的動作又能使腹部肌肉得到很好的鍛鍊，許多練習者能透過呼吸練習消除腰腹的多餘脂肪，當然要能達到安全而

有效的練習效果，一定要找有經驗的瑜伽老師來學習正確的瑜伽呼吸方法。因為不正確的呼吸方法會讓身體造成壓力，影響減肥的效果，甚至有副作用。

透過長期練習瑜伽的呼吸法，可以讓呼吸系統得到加強和改善，體內的廢物廢氣能很好地排出體外，能夠加強人體的新陳代謝，預防緩解便祕，進而有利於減肥。

4. 瑜伽飲食對瘦身美體的影響的好處

瑜伽推崇的素食，提倡的食物都是一些利於人體消化吸收的，減少熱量的吸收，但又不影響人體所需的營養。像素食裡含有的纖維素，其比例小，體積大，在胃腸中佔據空間較大，使人有飽腹感，就有利於減肥。而蔬菜更是瘦身減肥的好選擇。

瑜伽提倡健康、自然的生活習慣，提倡吃清淡、健康的素食，但不是強迫性的限制，也無須刻意執行。我們會發現隨著練習瑜伽時間的推移，飲食結構也隨之慢慢改變，會越來越中意瑜伽所提倡的悅性食物，這類食物少脂肪、少熱量，可口、清淡，往往能讓人身心輕鬆。我們可以減少攝入高熱量、高脂肪的食物，逐漸達到減肥的目的。

另外瑜伽飲食中的禁食法與一般意義上的節食不同，一般的人可以實行簡單、安全的「一日禁食法」，可以在一週或一個月中選

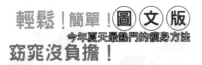

擇一天，只喝水或果汁，用這種方法來清理體內垃圾，達到健康身心的目的。

　　但值得提醒的是，瑜伽的禁食法並不能讓人達到最終減肥的目的，它只是瑜伽飲食結構中的一種方法，改變飲食結構就能達到減肥的目的，就能改變人的生活方式，有健康的生活方式就會有一個健康良好的心態和身體。

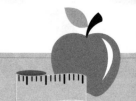

冥想，瑜伽的一種姿勢

　　冥想，是一種改變意識的形式，它透過獲得深度的寧靜狀態而增強自我知識和良好狀態。在冥想期間，人們也許集中在自己的呼吸上並調節呼吸，採取某些身體姿勢（瑜伽姿勢），使外部刺激減至最小，產生特定的心理表象，或什麼都不想。

　　冥想是一種停止左腦活動，而讓右腦單獨活動的思維方式。冥想的內容以圖像和情景為主，冥想的效果是愉悅的感受。

　　有人說冥想就是胡思亂想，這話只說對了一半。如果胡思亂想的內容都是令人愉快的，那麼它就屬於冥想；如果胡思亂想的是不愉快的內容，就不屬於冥想的範疇。夢想自己變漂亮就是冥想，恐懼和擔憂則不是冥想。

　　有人以為冥想是一個很難的鍛鍊方式，其實它一點也不難。只要稍加訓練，你就能學會那些原本只有僧人、氣功大師和心理醫生才能掌握的冥想術。

輕鬆！簡單！圖文版
今年夏天最熱門的瘦身方法
窈窕沒負擔！

要想進入良好的冥想境界，需要做到以下幾點：

1. 停止左腦活動

　　不要做邏輯推理和得失計算之類的思維活動，只讓右腦不斷幻化出愉快的情景和美好的圖像內容。如果你總是想著自己還沒有完成的工作，那麼你就會讓自己身心疲憊，越來越累。

相反的，如果停止思考未完成的工作，只用右腦自由發揮，很多意想不到的靈感就會湧現，進而給左腦的思考打下一個堅實的基礎。聽一段自己喜歡的音樂，享受陽光的沐浴，領略大海的寬廣，欣賞湖光山色，洗熱水澡的時候愉快地哼著曲子……這樣的行為都是右腦的獨自活動，很容易使自己進入冥想狀態

2. 降落思維的塵埃

　　經過一天的思考後，清點一下左腦的記憶庫，你會發現很多沒有用的東西，猶如塵埃一樣遍佈在大腦空間，比如乏味的電影片段還縈繞在大腦，別人對自己不利的話語還迴響在耳邊，計算的錯誤、決策的未定、前景的莫測等。這些心靈塵埃若總是揮之不去，就會影響思維的效率。

此時，大腦所要做的事情，就是把這些思維塵埃都從記憶庫中刪去，以便換來一個透明的思維空間。清除思維塵埃的方法很簡單，

只要全身放鬆，想像思維的塵埃像流星一樣漸漸降落並消失於無形之中，然後感覺大腦越來越空明、越來越舒暢。用這樣的冥想方式還可以起到治療失眠、提高睡眠品質的作用。

3. 清除大腦的垃圾

左腦計算時間太久，必然會引起腦後多處穴位的封堵。科學家現在對中醫所說的穴道已經有了初步的認識，他們認為穴道封堵是體內乳酸分泌的結果。抽象思維的結果就是乳酸對腦後穴道的封堵，我們可以把這種乳酸稱之為「大腦垃圾」。

在冥想之前，利用緩慢柔和的運動或按摩手法，先行打通那些被封堵的穴道，特別是打通腦後感覺很痠的穴道。等這些穴道的痠痛情況減輕後再去冥想，效果將會更好。否則冥想的效果可能出現得比較慢，甚至會讓你失去耐心而重新陷入左腦的抽象思維中。

4. 化解思維的干擾

思維的干擾有外界干擾和自我干擾，外界干擾主要是指圖像干擾和聲音干擾，而自我干擾主要指圖像干擾。假如你一天要思考好幾件事情，第一件事情思考完後，先別急著考慮第二件事情。因為此時第一件事情的興奮點在大腦中還慣性存在著，你必須想辦法把第一件事情忘掉，然後去思考第二件事情。

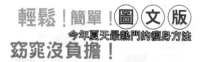

掌握了這些基本知識，你就可以像僧人那樣打坐了。

1. 仰臥在床上，手腳舒適地伸展放平，閉上眼睛，進行 1 分鐘的緩慢深呼吸，幻想自己身處一個遠離世俗的世外桃源。

2. 幻想前面是綠色的山頭與遼闊的草原，清風徐徐吹來，令人有說不出來的舒暢感覺。進而放慢呼吸節奏，會感到像飄浮於半空之中，身輕如燕。

3. 幻想仰臥在一個水清沙白的海灘上，沙細而柔軟，渾身暖洋洋的，耳邊響起一陣陣美妙的浪濤聲，愁煩全然忘記，只讓藍天碧海洗滌身心，閉上眼睛安然躺在大自然的懷抱中。

4. 如果覺得有一股怨氣積聚在胸中，就從心裡幻想那正是一切煩惱儲存的倉庫。然後深深地吸一口氣，再長長地呼出，緊接著是幾下呼氣。不斷重複這個動作，使假設的愁悶也隨著呼出的空氣而消散殆盡。

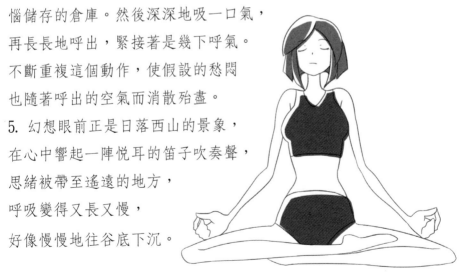

5. 幻想眼前正是日落西山的景象，在心中響起一陣悅耳的笛子吹奏聲，思緒被帶至遙遠的地方，呼吸變得又長又慢，好像慢慢地往谷底下沉。

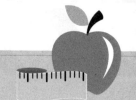

Best ways to keep fit

瑜伽修煉的三脈七輪

印度哲學認爲脈輪存在於身體中，掌管身心運作。在生理方面與器官功能有關；在心理方面則影響情感及精神。脈輪以顏色區分，並進而衍生出色彩療法。意即在生活中活用色彩能量對身體及心靈進行自然療法，給予身心安適感而回歸平衡的健康狀態。

我們身體能量系統的第二個組成部分是七個輪穴。這些輪穴是身體上能量的進出口，這些進出口在身體上主要有七個，因此一般說有七個輪穴。

由下而上，它們分別是：

1‧根輪

根輪是人類所有能量的來源，無論是身體、精神、心靈、情緒還是靈魂層面的能量。這股最原始的能量（即靈量，形式上是一條沉睡中的蛇）一旦得到釋放，就會上升經過各個脈輪，使之得到淨化，精神也隨之被喚醒。

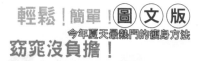

位置：會陰，骨盆神經叢處。

象徵意象：四瓣的深紅色蓮花。蓮花中心是一個發光的黃色方塊，代表土的穩定和堅實。黃色方塊中央是一個紅色的頂點朝下的倒立三角形，它是創造性能量的標誌。把內在注意力集中在黃色方塊中央的紅色三角形上能夠提高內心的平衡，進一步將穩定性和創造力融合在一起。

2. 腹輪

　　腹輪與男女關係、生殖、享樂和欲望有關，它集合了人最深層次的本能以及情緒，即對於過去精神上和情緒上的印象。

位置：根輪上部兩指高，生殖器後面，下腹部神經叢處。

象徵意象：六瓣的鮮紅色蓮花。蓮花下半部坐落著銀藍色新月，代表著月亮對於海水潮汐以及人類情緒的影響。

將注意力放在深邃廣闊的海洋上空的銀藍色新月上，可以使情緒恢復平靜，使內心欲望得以平衡，擺脫某些強迫行為和過去不健康的習慣性模式。

3. 臍輪

　　臍輪是內在力量、能量、雄心和自信的中心。

位置：肚臍後部，腹腔神經叢處。

象徵意象：十瓣蓮花。蓮花中心是一個倒置的火紅三角形，像一塊象徵能量和力量的發光的紅寶石。想像火紅三角形散發出的金黃色的光向全身發散，來滋養肉體、精神和靈魂上的能量、動力和活力。

4. 心輪

從心輪處可以聽到心臟的震顫和搏動，這是心臟發出的信號，代表著同情、無條件的愛、對平等和友愛的理解。

位置：胸骨後部，與心臟齊平的地方，心臟神經叢處。

象徵意象：十二瓣蓮花。蓮花中心是由兩個三角形交錯在一起而形成的六芒星形（延長正六邊形各邊所形成的形狀），其中一個三角形頂點朝上，代表位於身體上部、精神和超自然方面的脈輪；一個三角形頂點朝下，代表位於身體下部、物質存在方面的脈輪；而兩個三角形互相交錯，則象徵著兩種脈輪的平衡。星形中央是一團燃燒著的微弱火焰，這是個體靈魂的象徵。

將注意力放在內心之火的穩定性上，能把我們與個體靈魂、內在真實和同情心聯繫起來。它們不會被外界活動所左右，能保持相對穩定。

5. 喉輪

　　在喉輪中心，所有對立的極端都能被我們不加批判地接受。

位置：喉後壁，咽神經叢處。

象徵意象：十六瓣的紫色蓮花。蓮花中心是一個如滿月般的銀白色圓圈，圓圈中心處是淚珠狀的花蜜，象徵著各種對抗的極端在這裡得到淨化和協調。

　　呼吸時，想像並感覺在喉部有一滴甘甜的
花蜜，就像止痛藥一般能幫你
撫平心靈的矛盾，讓你浮躁的心
鎮靜下來。這種方法還有助於
培養對自我身心的理解，
讓你學會用客觀的心態審視自己。

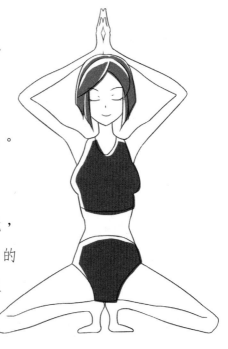

6. 眉心輪

　　眉心輪可以通往我們的直覺，
讓我們直接聽到內心的上司發出的
命令和資訊。同時，左脈、中脈
和右脈相交於此，人體精神

和肉體的存在被聯結在了一起。

位置：眉心後部，中腦髓和松果體神經叢處。因其位於第三隻眼的部位，因此也被稱作「智慧之眼」。

象徵意象：兩瓣銀色蓮花，一瓣象徵太陽（右脈），一瓣象徵月亮（左脈）。

蓮花中間有一個銀白色的圓圈，圓圈中央是一個倒立的三角形，象徵著女性的能量，而三角形中央是瑜伽。

將注意力集中在眉心處散發出智慧與直覺的光環上，可以提升我們的自我認識力和洞察力。

7. 頂輪

頂輪是最高意識所在地，在這裡，所有的意識和能量融合在了一起。

位置：頭頂。

象徵意象：一朵閃閃發光的千瓣蓮花。每片花瓣上刻有一個梵語字母，花瓣層層相疊。蓮花中心有一個滿月，滿月中是一發光的林伽——純潔知覺的象徵。

據說頂輪的體驗無法用言語形容，只能靠感覺去理解。而不同宗教的修行者對此也有其不同的定義：基督教徒認為頂輪的體驗把我們

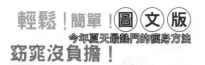

送入了天堂，佛教徒認為這是涅槃，對瑜伽修行者來說這可以稱作
三摩地，而印度教徒則把它視為超脫。在這裡所有的元素都完美地
融合在了一起，這就是瑜伽之要義所在。

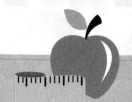

練習瑜伽的注意事項

瑜伽練習前我們不但要準備一些必須用品，還要注意瞭解和觀察自己的身體。雖然瑜伽是一種靜運動，但練習不當也同樣會給身體帶來傷害。

1. 練習瑜伽的最佳時間

（1）從相學來看，日出日落會讓空氣中充滿靈氣，所以清晨和黃昏被視

為一天當中練習瑜伽的最佳時間。然而，如果對於你來說這些時間不方便，你也可以選擇其他任何時間進行練習。

（2）飯後至少 3 個小時後才能開始練習。練習前後最好喝水補充水分，以防身體脫水，但練習中儘量避免喝水，因為你的注意力可能會因此受到干擾，影響動作的連貫性。

（3）在日常生活中安排固定的時間進行瑜伽練習。即使每天只能練習 15 分鐘，也總比完全不練好。練習時間長了，身心變得越來越有活力，你可能也會願意花更多的時間來練習。

2. 練習的注意事項

（1）切忌保持一個姿勢不動——每一個姿勢都是一個伴隨著呼吸自然流動的過程，是打開、釋放和鍛鍊身心的探索之旅。瑜伽練習的目標並非姿勢本身，而在於喚醒沉睡的心靈。

（2）練習時需專心、細緻、有耐性，不但要關注呼吸和身體運動，還應留心思想和感覺。既要吸收積極的想法和感覺，也要接納消極的想法和感覺，且不帶任何偏見和雜念，對兩者一視同仁。呼氣時，再把所有的想法和感覺統統排出體外，讓瑜伽修行成為潔淨身體的過程。

不要強迫身體去完成某個姿勢，這樣容易對身體造成傷害。要讓身體屈從於重力，隨著重心的移動而移動。自然的重力比我們自身的力量要大很多，屈從於重力可以讓我們不用花蠻力就能將動作做到位，進而發揮更大的作用。

（3）赤腳練習。選擇柔軟、舒適、寬鬆、自然材質的衣服，讓皮膚更好地呼吸。練習的空間也一定要乾淨整潔，有利於保持思維的清晰。

3. 練習時牢記的三大準則：

（1）瑜伽練習的精髓——呼吸。透過呼吸能知道何時用力過度，何時注意力被分散。另外，呼吸還是聯結身心的中樞，是身體狀態

的晴雨錶。

（2）練習者的底座——雙腳。打開腳掌，踩在地上，這樣可以吸收來自大地的能量。

（3）脊柱的拉伸——練習中背部的拉伸可以擴展體內的空間，讓更多的生命能量流進來。

（4）熟悉自己身體的各個部位，特別是足部、尾骨、坐骨、恥骨、背部、肋骨、鎖骨、肩胛骨、頸部以及頭頂。在練習中始終貫穿 3 種收束法——收頜收束法、收腹收束法和會陰收束法。

（5）每個姿勢至少維持 5 次平穩的深呼吸。隨著體力、精力和注意力的增強，你可能會希望呼吸更多次來將姿勢保持更長的時間。同樣，隨著呼吸越來越深入和緩慢，你也可以有更多的時間和空間充分探索每一個姿勢。

（6）在練習每個姿勢之前，仔細研讀練習指南並觀察相關圖示，這樣不僅能更好地理解每個姿勢的內涵，還能形成視覺上的直觀印象。要特別注意腳的位置，因為腳位是每個姿勢的基礎，也是身體協調性的根本。

4. 練習的安全性

（1）患者在傷口復原期或婦女處於月經期間，應儘量避免練習倒立、跳躍或其他高強度的姿勢。同樣，高血壓患者、疝氣病人、心

臟病患者、脊椎病患者如腰椎間盤突出的患者等在練習時也應注意這個問題。

（2）初學瑜伽或處於療傷期間時，適當地使用瑜伽帶、瑜伽磚或瑜伽墊十分有用，但應避免對這些輔助用具形成依賴性。它們只是在練習初期起一些支撐作用，並不能成為你永久的「拐杖」。當然，這其中瑜伽墊除外，瑜伽墊輕便易攜，是唯一可以長期使用的工具。

還需要注意，瑜伽是一種快意的享受，而非一項苦行。在進行瑜伽練習時，應該創造性地去探索身體的奧妙以及內在的能量和智慧。傾聽身體裡的聲音，尊重自己的身體，讓它引導你完成練習。其實自己的身體就是最好的老師，而瑜伽則是你心靈的聖地。

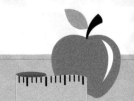

瑜伽所需的物品準備

　　瑜伽，是一種具有 5000 年歷史的古老健身運動。它起源於印度，繼而流行於世界，當瑜伽的修持者在深沉的靜坐中進入最深層次時，會得到最高開悟和最大愉悅。瑜伽是一種修身養性的載體，所以，在練習瑜伽前，場地和一些必需品我們要瞭解清楚，準備妥當。

1. 瑜伽場地

　　在專業的瑜伽中心練習當然最好。如果在家中練習瑜伽，一定要有 4 平方米左右的面積，好讓你能原地活動。

2. 瑜伽服

　　練習瑜伽的首選，自然是寬鬆舒適的瑜伽服，其他貼身但不緊繃的運動裝，吸汗透氣性好的棉質或棉麻衣物也不錯，不過鈕扣、拉鍊、腰帶等堅硬的飾物，練習前還是先取下為妙。

3. 瑜伽墊

　　選購瑜伽墊時，一定要到正規商店購買，墊子應無異味，長度

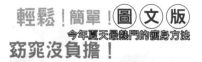

不可短於身高，寬度不可窄於肩膀，厚度在 0.5～1 公分左右。

4. 瑜伽鋪巾

瑜伽鋪巾防滑性好、便於清洗，使用時直接鋪放在瑜伽墊子上，再方便不過。

5. 瑜伽磚和瑜伽帶

別忽略瑜伽磚和瑜伽帶，它能幫助你完成很多難以掌握的動作。還能協助你增加動作的幅度，只是一定要在專業教練的指導下進行。

6. 瑜伽音樂

想迅速進入瑜伽狀態嗎？就讓瑜伽音樂幫你吧！印度特色的音樂最具文化底蘊，中國的傳統音樂也可以，但風格要輕鬆自然。

7. 毛巾

柔軟細膩、吸汗性佳的毛巾，也是你練習最佳伴侶之一。進行臉部需觸地的動作時，將毛巾墊在臉部和墊子之間，衛生又舒適，如果出汗，還可以用毛巾進行清潔。

8. 眼罩

　　專業瑜伽眼罩會配有純天然的種子，這是為了更好的放鬆雙眼，緩解壓力。在做休息術時帶上眼罩，能更快地進入放鬆狀態。

9. 水杯

　　並非所有的瑜伽練習都需要喝水，但如果你易出汗或強調身體排毒效果，就要隨時補充水分。水質以溫水為好，含糖和電解質的運動飲料也可以。

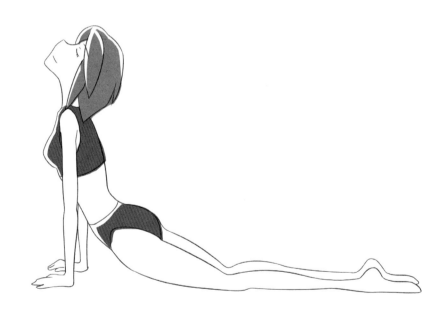

Best ways to keep fit

瑜伽練習者的飲食

　　瑜伽飲食是一般人最能實踐瑜伽精神，進而達到身心平衡的方式，和瑜伽的原理一樣，並不是要求練習者一定達到某種目的，而是以所能感覺到舒服的最大限度去慢慢適應，以建立良善的循環，它不僅適用於瑜伽愛好者，對於因營養不均衡導致的肥胖者，崇尚健康生活方式的追隨者亦是最佳的選擇。

1. 保持食物營養的平衡性

　　瑜伽行者主張平衡的飲食，多食植物性食物，包括各種蔬菜水果，最好生食，若必須烹煮，也要簡單快速為好，減少養分損失。此外，食物營養的平衡還應注意酸鹼度的適中，東方人的飲食習慣以米麥為主食，以肉類為副食，多偏於酸性食物，以致百分之八十的人都酸性過度，容易造成酸性中毒的現象。因此澱粉、蛋白質、脂肪三大酸性類食物我們應儘量少食，而多食蔬菜、水果等含鹼性的食物，以求中和而達平衡。

2. 吃身體真正想要的

強迫身體接受其不需要的食物都是暴力，比如牛奶的營養功效眾人皆知，但是如果你有乳糖不耐症或者不習慣它的口感，則應該用豆漿或椰奶去代替它，瑜伽練習者的自我覺知能力更高，要能夠分辨哪些是身體真正需要的。

此外，我們的身體狀況每天都會有不同，對食物的需求也不一樣。我們可以根據當天的身體狀況來調整自己的飲食，如果身體有不舒服的感覺而出現沒有胃口的現象，你可以遵循身體的感受，吃一些相對平時飲食更加清淡的食物或者暫時不吃東西，這樣身體會自動調節。

3. 尊重食物的原始狀態

對於忙碌的上班族來說，加工食品是烹飪或進食時的首選，這類食物在加工過程中可能會加入各種添加物，破壞原有的營養素，破壞身體內的電解質平衡，進而影響瑜伽動作練習時的平衡感與能量平衡。

瑜伽飲食尊重食物的原始狀態，盡可能用減少調味用料甚至無油的簡易烹飪法，品嘗這些食物的原貌與原味，並且用餐時別趕時間，也嘗試著不聊天，以尊重生命的態度去懷抱感恩之心。

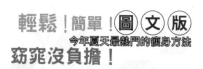

4. 慢慢改變你的飲食習慣

不要緊張！你不必強迫自己馬上停止吃肉食，瑜伽飲食並不是十分牽強的改變，你可以由原來每餐必須吃肉食減少到每天吃一次，然後嘗試每兩天吃一次到一週吃一次肉食，逐步減少食用肉食的次數。突然改變飲食則不符合規律，因此也很難持續。

此外，每次烹調食物都應以自己的食量為準，不要做過多的食物，因為吃剩的食物要重新加熱，而重新加熱的食物也是瑜伽食物中十分忌諱的，這會失去食物中的營養成分甚至會發生化學反應而產生大量的毒素，人們食用了這類食物身體會產生很多的毒素。

5. 正確實行瑜伽禁食法

在瑜伽飲食文化中，禁食是一種潔淨身心的方式。藉著斷食我們可以把積累在體內的毒素去除，這是對付病痛、恢復健康的最自然的治療方式。瑜伽飲食建議有規律的短時間禁食，大約十天裡有一或兩天。

斷食並不是什麼都不吃，而是禁食固態食物，以清水代之。斷食不可馬上就進入「狀態」，它需要有斷食前「減食」以及斷食後「復食」，一切都要循序漸進，有經驗的瑜伽師說「季節交換的時候做禁食是個不錯的選擇」，因為在換季時也是調整內分泌系統、排除身體毒素的最佳時間。對於初學者常使用的瑜伽禁食法是：果

汁禁食法和飲水禁食法。

6. 少吃肉類

　　並非所有有瑜伽修行者都是素食者，但是他們都建議極端地小心食肉。瑜伽修行者表示，肉類由於來自動物身上，具有一種低度的振動率，會降低食肉者的生命力量，以致令活力降低，影響瑜伽修習。肉類也含有毒素，尤其是來自肌肉新陳代謝所產生的乳酸。而現代的肉類今日情況更糟。如果不能完全禁肉，請節制數量。

7. 多選擇新鮮食物

　　瑜伽強調食物要盡可能新鮮。這是說，我們應該多吃新鮮水果與蔬菜，少吃冷凍與罐裝的食物。冷凍食物還不算太糟，因為酵素仍被保存著，但是罐裝食物已經加熱過，破壞了許多維生素與礦物質。

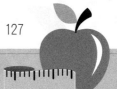

Best ways to keep fit

進入深瑜伽前的熱身運動

　　拜日式是由一組瑜伽姿勢組成的動作。它源自於一系列對初升的太陽進行膜拜的動作。對太陽的問候是為了感謝太陽帶來的光明和溫暖，帶給大自然的活力，以及對我們的生活帶來的影響。

　　拜日式是伸展、調理和鞏固整個身體和脊椎的有效方式，它還能讓身體和脊椎變得更加柔軟。這一系列動作中的每個姿勢都經過精心安排，以至於任何一個伸展和打開胸部區域的姿勢後面肯定緊接著一個收緊胸部的姿勢。這會讓呼吸系統更加自由地進行深呼吸。

　　拜日式還能促進身體各個部分的血液循環。當血液循環得到促進，深呼吸讓氧氣供應更加充足後，身體便變得精力充沛，大腦的注意力也更加集中。

　　這一系列動作應該一個接一個，流暢的完成。我們不僅能從每個姿勢中獲益，還能從姿勢之間的轉換動作中獲益。呼吸和動作的協調對我們特別有幫助，而且當我們順暢的完成所有動作時，會給人平衡優雅的感覺。

　　它是最好的熱身運動，因為它能有效地在練習開始時，喚醒身體，使身體精力充沛。它還可以在瑜伽練習過程中的任何一個階段完成，或者如果你只有很短的時間練習，也可以單獨完成。

我們就來看看拜日式的動作要領：

1. 祈禱式

動作：雙腳自然併攏，身體直立，
雙肩放鬆，目視前方。雙手合十胸前，正常呼吸。
功效：集中和寧靜思緒。

2. 展臂式

動作：保持雙腿伸直不要彎曲，
深長緩慢地吸氣，將雙手上舉過頭頂，
伸直手肘，脊柱向後緩慢彎曲到極限位置。
功效：伸展腹部臟器，促進消化，
消除多餘的脂肪。加強脊神經，開闊肺葉。

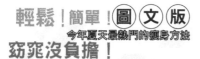

輕鬆！簡單！圖文版
今年夏天最熱門的瘦身方法
窈窕沒負擔！

3. 前屈式

動作：慢慢呼氣，雙手臂帶動身體向前彎曲，保持雙腿伸直不要彎曲，雙手掌儘量按在地面上，上身儘量靠近雙腿。

功效：預防胃病，促進消化，緩解便祕，柔軟脊柱，加強脊神經。

4. 騎馬式

動作：雙手控制力量，慢慢吸氣，左腳向後一大步，抬起背部，再次吸氣，脊柱向後捲起，胸部推向前方。

功效：按摩腹部器官，改善其活動功能。加強兩腿肌肉，增強平衡能力。

5. 山嶽式 / 頂峰式

動作：呼氣，放鬆背部，將右腳向後與左腳併攏，吸氣，臀部上頂，伸直雙膝，腳跟放在地面上，慢慢呼氣，低頭向下，肩背下壓，尾骨轉向天空的方向。

功效：強化四肢神經和肌肉。與前一姿勢反方向彎曲脊柱，有助於脊柱柔軟和脊神經供血。

6. 八體投地式

動作：保持身體狀態，慢慢彎曲手肘，雙膝放在地面上，胸部下頷貼於地面。

功效：內臟倒置，促進內臟自我按摩和自癒，加強腸道蠕動。強化身體協調能力。

7. 眼鏡蛇式

動作：再次吸氣，頭部帶動身體向前向上，伸直手肘，大腿和恥骨儘量貼於地面，頸部上向揚起，帶動脊柱後捲。

功效：這個姿勢對胃病，包括消化不良和便祕非常有用。鍛鍊脊柱，讓脊神經煥發活力。

注意：有高血壓和心臟病的練習者請在專業老師的指導下練習，孕婦不適合練習。如果你患有眼睛和耳朵的疾病，那麼建議你不要進行任何倒置的動作。在整個過程中用意識控制呼吸，用呼吸帶動身體。不要勉強身體，量力而行。用心去感受呼吸的順暢和身體的所有感覺。

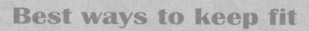
修長全身肌肉的伸展式

　　小慧，是一個看來很健康結實的少女，身高 165 公分，身上的每一寸肌膚看起來都很健康，緊實。也就是我們常說的很壯的那種。走在街上她望著那些楊柳細腰，弱弱嫵媚的小女人，總是感歎：「何年何月我才能如此啊」。

　　像小慧這樣的少女，減肥真的是很困難的。她們的肉捏起來總是硬硬的，人們常常誤認為這是肌肉，其實不是的，只是脂肪組織被撐得大大的，互相之間挨得十分緊湊，所以才有會硬硬的感覺。單個脂肪細胞特別大的時候當然是很難減了，所以總有人錯覺自己是肌肉型的。

　　對於此種體質的人群瘦身，我們不建議控制飲食，多運動等方法來減掉肌肉。而是採用瑜伽方法，讓她們把肌肉和脂肪消散，均衡，修煉出身型，進而達到減肥的目的。

瑜伽中伸展式就是很不多的選擇：

1. 雙腳分開約 1.3 米，手臂在兩側展開，雙腳位於手掌正下方。骨盆正直，處於中心，以保持穩定的姿勢。雙腳掌朝前方。

2. 呼氣，手指在身後交叉；吸氣，拉長腹部，挺胸；雙手離開臀部向上抬，兩眼向上看天花板。

3. 手臂伸直但不要使肘部僵硬。呼氣，向前彎身，頭頂在雙腳之間正對地板。肩膀放鬆，儘量讓雙手在身後向下方壓，保持手臂伸直。這是第一個變換姿勢。

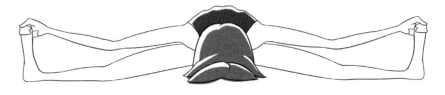

4. 保持該姿勢呼吸 5 次。呼氣，身體向前彎並伸展出去，用拇指和食指鉤住大腳趾。吸氣，輕柔地拉起大腳趾，伸直脊椎，向前看。

5. 呼氣，再向下彎身，頭頂接觸地板。肩膀放鬆，與地面平行。吸氣，輕柔地拉起大腳趾並伸直脊椎，頭一直放在地板上。

6. 保持姿勢呼吸 5 次。要儘量使上臂和前臂形成一個直角。

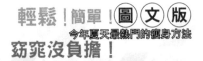

輕鬆！簡單！圖文版
今年夏天最熱門的瘦身方法
窈窕沒負擔！

Best ways to keep fit

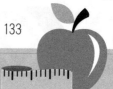

懶人瑜伽，告別梨形身材

　　東方女性相對與西方女性骨盆比較寬、腿相對較短，加之久坐、生孩子等原因，脂肪在下半身堆積，很容易產生梨形身材。這種體型肩和後背狹窄，腰圍中等或較小，臀部及下肢肥大，脂肪多堆積在髖部、臀部。

　　很多人想透過練習瑜伽來改善這種體型，但有真正行動的不多，行動了但持續下去的更是不多。人天生就帶有惰性，所以會導致很多事情半途而廢。現在給懶洋洋型的美眉介紹四種告別梨形身材的瑜伽招數。

1. 膝立側彎式

（1）金剛跪立，深呼吸，腰背挺直。吸氣，左腳往左側伸直，吐氣，雙手向頭上方伸直互握。

（2）吸氣，上身慢慢向左側側彎，吐氣，停留，調息。還原，深呼吸，再換邊做。

2‧滑翔式

（1）坐正，深呼吸腰背挺直吸氣，雙膝彎曲，雙手左右打開，吐氣。

（2）吸氣，雙腳離地，挺起小腹，讓膝蓋、腳掌與地板呈平行線，吐氣，腰背挺直，停留做深呼吸。緩慢還原，調息。

3. 船頭式

坐直，雙腿向前伸直，調整呼吸。雙手交叉扶於頸後，吸氣，雙腿抬起來，離地 60 公分左右，形成「V」字形。

自然地呼吸 10 ～ 20 秒。

呼氣，慢慢還原。

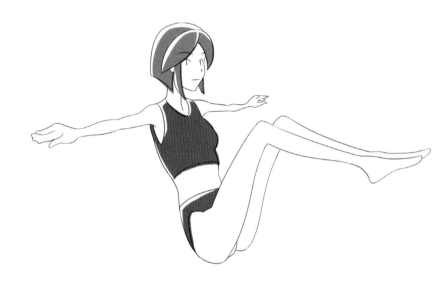

輕鬆！簡單！圖文版
今年夏天最熱門的瘦身方法
窈窕沒負擔！

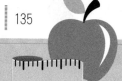

Best ways to keep fit

六組瑜伽伸拉完美脊椎

　　「二十三躥一躥」，這是大家耳熟能詳的一句諺語。有很多的人會懷疑，23 三歲了雖然還青春靚麗，但也不是小孩子了，怎麼還會長高呢？其實這句老話也是有科學依據的。古醫書《黃帝內經》中說過，男子三十二歲是整個生命週期最旺盛的時候，達到鼎盛狀態；而女子是 28 歲。所以，二十三歲時如果進行一些科學的運動和保持營養。身高還是會增高 1 ～ 3 公分的。瑜伽中的一些招式，就可以幫我們拉伸脊椎，增高身高。

1. 駱駝式

雙膝跪地，兩腿略微分開，雙手叉腰。吸氣，緩慢將脊柱向後彎曲，收縮臀部的肌肉。呼氣的同時，把手掌放在腳掌上，頭部微微向後仰。

2‧犁式

仰臥，手臂放在身體的兩邊。吸氣，抬起雙腿上舉越過身體，呼氣，將兩腿向後放在頭的上方。腳趾觸地。

3. 輪式

仰臥，雙手放在身體兩側。屈腿，腳後跟緊貼大腿後側。雙手移到頭的兩側，掌心貼地。吸氣，拱起背部，髖部與腹部向上升起。

4・脊柱伸展式

雙手抓住腳踝，身體儘量接近腿，最終雙手手掌可平放在腳邊的地面上。

5・脊柱扭轉式：

如果沒有困難的話，可以將雙手在背後直接相握。轉式脊柱扭轉式：如果沒有困難的話，可以將雙手在後背後相握。

6. 三角伸展式：

呼氣，上身慢慢向左側傾斜，左手放在左腳旁的地面上。

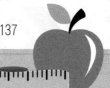

Best ways to keep fit

六招瑜伽，解救你的小肚子

眼看著春天的尾巴就要飄過，迷人的夏季就要到來。葉子看著滿衣櫃的職業套裝、連身裙，不禁煩惱起來，難道這個夏天還要再添置新衣服嗎？葉子在一家外商公司做招聘工作，雖說不用天南地北的跑業務，但工作的需要同樣要面對前來應聘的人員。這個時候，服裝儀表、言談舉止代表的都是公司的形象。葉子當然希望展現在面試者面前的自己是一個優雅、有魅力的招聘人員。

可是，剛剛經過驚喜的聖誕、熱鬧的新年，一整個冬天都被厚重的羽絨服包裹住的身軀，在換上了薄料子的春裝後，才發現小肚子上的肉肉是那麼明顯，一穿稍微貼身些的柔軟材質衣服，小肚子竟然是鼓出來的。

儘管葉子也跟其他同事一起，打算趕在夏天來臨之前努力減肥，以恢復苗條的身段，穿上漂亮的裙子，可是在連續餓了3天，只靠一天2個蘋果維持的日子之後，葉子宣佈放棄這個減肥方法的實施。每天餓得前胸貼後背，連多走一步路的力氣都沒有，卻還要持續高效率的工作，是一件多麼痛苦的事情。更要命的是，下午茶時間聞到那濃香的咖啡味、迷人的香甜蛋糕味簡直就是種煎熬。

　　相信很多愛美的美眉都跟葉子有過相似的經歷，網上瘋傳的「蘋果減肥法」、「瘦身湯」等等便捷減肥法都有所嘗試。但是，仔細想一想，最終有哪種方法是你一直堅持下來的嗎？有的美眉會說，我一直在持續運動減肥，每週去健身房 2 ～ 3 次，跑跑步機、跳健身操，或者游泳 2 小時，小肥肉永遠不會找上門來。這不失為一種科學的減肥方法，但是這需要場地、充足的時間和精力，有些人還是更偏愛在家自己嘗試的減肥方法——瑜伽。

我們就來看看怎樣練習瘦小腹的瑜伽。

1. 眼鏡蛇式

（1）俯臥在瑜伽墊上，雙手放在身體兩側，手指併攏，掌心朝上；雙腳腳背緊貼地面，兩腿併攏；用頸部的肌肉慢慢將頭抬高，目視前方，胸部也漸漸抬離地面。

（2）曲肘，雙手放在胸部兩側的瑜伽墊上。

（3）用手臂支撐起上半身，雙手按住地板，讓身體抬高一點。頭向上抬高，肩膀遠離耳朵。然後用背部肌肉的力量把雙肩和胸部儘量抬離地面，感覺脊椎一節一節翹起來，直到達到最大限度。

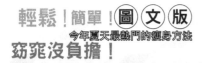

（4）頭部儘量向後仰，目視天花板，胸部完全舒展開；肚臍以下、下半身和腳部不要用力，輕柔地伸直腳趾，加強腿部的伸展。兩腿保持併攏。

2. 船式

（1）仰臥於瑜伽墊上，兩腿伸直。雙臂平放於身體兩側，掌心向下。

（2）慢慢吸氣，將頭部、上身軀幹、兩腿和雙臂全都抬起來，慢慢離開地面。雙臂向前儘量伸直並與地面平行，指尖指向膝蓋。屏住呼吸保持這個姿勢，以不勉強費力為限。然後慢慢呼氣，把雙腿和軀幹放回地面。

3. 上腿伸式

仰臥，兩腿伸直，雙臂放於身體兩側，掌心向下。呼氣時慢慢抬起雙腿，與地面約成 30 度角。保持一段時間後抬至約 60 度角。最後抬至與地面垂直。

4. 站立頭觸膝式

（1）雙腿、雙腳併攏。

（2）呼氣慢慢彎曲上半身向前、向下與地面呈 90 度角。

（3）重心漸漸移至右腳，吸氣彎曲左膝，將左腿抬起，十指交叉握住左腳掌，同時抬頭目視正前方；初學者和平衡稍差者在此保持。

5. 椅前伸展式

（1）雙腿併攏，端坐於椅前 1/3 處，深呼吸。

（2）上半身慢慢後傾，雙手撐住椅面，十指向前，呼氣，收緊腹部，右腿慢慢向前平移。

（3）雙腳前移，直至雙腿伸直，雙臂於椅面處撐直，雙臂及雙腳支撐體重。

（4）仰頭，挺胸，感覺到自己在向上送腰，正常呼吸。保持此姿勢 15 ～ 30 秒，呼氣，回到步驟 1。

6. 椅上單腳 V 字式

（1）雙腿併攏，坐於椅前 1/3 處，雙臂自然下垂，挺直腰背，深呼吸。

（2）雙手向後抓住椅子以穩固身體重心。

（3）吸氣，挺直腰背，右腿伸直慢慢向上抬高，腳尖繃直，吸氣，雙手放鬆，腰、腹、腿肌力使勁，停留數秒，深呼吸。

（4）回到步驟 2，重複做另一側。

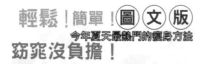

輕鬆！簡單！圖文版
今年夏天最熱門的瘦身方法
窈窕沒負擔！

減少腰圍線上多餘脂肪

突然發現以前的牛仔褲穿不進去了，每次都很勉強的憋住氣才穿進去，看來是時候得減減肥了，姿婷這樣想著。她是個想到就做，雷厲風行的行動派。於是，週末就去瑜伽班報名了，剛好上課的瑜伽老師教練習的是弓式減肥瑜伽這節課，專門針對腰腹部的贅肉，這樣即使穿緊身牛仔褲也不用這麼費勁。

弓式對於全身的肌肉都是極佳姿勢。練習該式可使背部肌肉群得到增強，矯正背部的不良體態，收緊臀部肌肉，提高臀圍線，還能刺激增強體內所有的腺體，有益骨盆區域，減少腰圍線上多餘的脂肪。另外，練習該式還可使按摩腎臟和膀胱等內臟器官，緩解腸胃失調，消化不良，便祕和肝臟機能不振等。

我們趕快來看看練習的方法吧！

1. 仰臥，背部著地，雙腳併攏，雙腿伸直撐地，腳面繃直，雙臂伸直，並置於背部下方，胸部儘量向上挺起，撐直腰身。

2. 彎曲雙膝，腳掌完全著地，雙手握在腳踝處，微微抬起臀部離地，自然呼吸。

3. 繼續抬高臀部，大腿面繃直，腹部用力向上挺起，雙臂撐直，胸部靠近下巴，臀部抬高至大腿面與地板平行。

4. 放低臀部著地，
身體撐直，
雙手翻轉置於
頭部兩側，
手肘指向天花板。

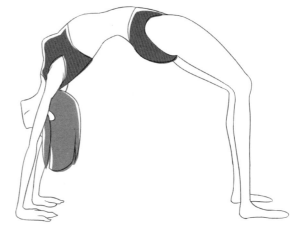

5. 慢慢抬起身體
離地，膝蓋向後延伸，
保持身體平衡，頭頂頂住地板，慢慢抬高身體。

6. 如果條件允許，可繼續抬高身體，直至雙臂和雙腿都撐緊，保持 10 ~ 15 秒，放低身體，休息一會兒，重複做。

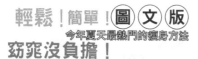

輕鬆！簡單！圖文版
今年夏天最熱門的瘦身方法
窈窕沒負擔！

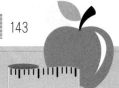

鎖緊頸部肌肉的站式深呼吸式

好萊塢巨星奧黛麗 · 赫本喜歡把檀香精油、天竺葵精油 6～8 滴，滴於 10 毫升甜杏仁油中，在秋冬乾燥的季節，每天或隔天按摩頸部，然後配以 20 分鐘左右的頸部瑜伽，以保持頸部滋潤和彈性，鎖緊肌肉。減少褶皺，女人應該向她學習，把頸部保養列入每日的美容內容。

頸部支撐著整個頭部的重量，又經常暴露在外面，是最需要保養的部位，但是很多女性卻疏於對頸部的保養，平時洗臉只洗臉部而不洗頸部，塗化妝品也是只塗臉部不顧頸部。「要想知道女人的年齡，只需看她有多少條頸紋！」頸部是最容易洩露女人年齡的一個重要部位，看女人頸部上的皺紋有幾圈，就能推算出她的年齡。所以，做好頸部保養吧，讓它只彰顯魅力，不洩露年齡。

頸部是個比較特殊的地方，一般鍛鍊都不會鍛鍊到頸部的肌肉。而赫本最崇尚的就是——站立深呼吸式。站立深呼吸式可以緊致脖頸區域肌肉，去除脖頸處的皺紋，將呼吸調整到規律、深長的狀態，使人放鬆、平和身心。同時，站立深呼吸式還可以幫助練習者加強肺功起到預防肺氣腫、氣喘病、氣短等各種不良疾病。

具體的修煉方法如下：

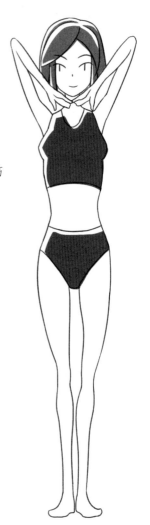

1. 直立，雙腿、雙腳併攏。

2. 雙手十指交叉抵在下頜，掌心和雙肘關節
儘量併攏。

3. 鼻孔吸氣，同時將雙手肘向兩側抬起，
直至手背貼近臉頰。

4. 抬頭，頸部放鬆後仰，看向正上方；
張大嘴巴，將吸進的氣體向外呼出，
同時將雙手肘向前儘量與地面平行併攏；
氣體完全呼出後，再將頭、上身回復到
正中，準備再一次的吸氣。

　　注意：應反覆練習 6 ～ 8 組，練習過程中呼吸與手臂的動作一定要配合好，如吸氣，抬手臂；呼氣，併攏手臂等，同時不要閉眼睛，保持平視。

　　練習中不要停頓，儘量按照自己呼吸的長短進行練習，可逐漸讓氣息變得緩慢而深長，但不要刻意，保持吸氣與呼氣的時間相同，同時身體要始終保持直立，不要出現聳肩、弓背、塌腰等狀態。

　　除此，保養頸部，還要隨時給頸部去角質。將燕麥磨成粉，加蜂蜜、水攪拌成糊狀塗於頸部，以螺旋的方式由下往上按摩，10 分鐘後以清水洗淨，每週 1 次，你會發現暗沉的頸部肌膚漸漸有了光澤！

　　燕麥在《本草綱目》中又稱雀麥，是一種古老而又具有神奇功效的作物，它富含蛋白質、氨基酸以及多種微量元素，是養顏的佳品。

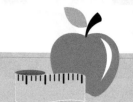

Best ways to keep fit

瑜伽四式，輕鬆擺脫身上贅肉

　　如果你屬於肉肉型的豐滿女人，那麼下面這套瑜伽運動就算是為你量身打造的了。這套簡單的運動融合了瑜伽和普拉提的動作，可鍛鍊手臂、胸部以及肩膀和後背，讓你的上身迅速恢復完美曲線。

1. 側身美人魚式

（1）坐在地板上或墊子的邊緣，把一塊毛巾疊起來放在你的左邊。將左腿彎曲，右腿放在身後，使兩腿都能在地板上放鬆。保持身體平衡。

（2）將左手放到毛巾上，手指向左，肘關節保持直線，但不要太用力。將右臂伸展至頭頂方向，手掌向左，拉伸右臂。這時要深吸氣，保持臀部都在地板或墊子上，拉伸身體，但注意不要倒向一邊，左手向下滑，並儘量向左傾斜身體。

（3）呼氣，跟毛巾一起收回左臂，身體回到初始位置。這個動作鍛鍊肩膀中側和後側，每個動作重複 8 ～ 10 次，然後換方向重新做。

2. 前臂支撐式

（1）右手持 3～5 公斤重的啞鈴，朝左側躺下並用左手支撐起身體，肘關節與手臂成垂直，手掌平放在墊子上。曲左腿，將右腿伸展，使身體的一側在地板上。

（2）提臀，使身體從頭到腳成一條直線。讓右臂用力將身體提起，手掌朝前。這時保持此姿勢，將你的右臂從胸前提起，直至指向天花板，與肩膀垂直。

（3）放下右臂。這個動作鍛鍊肩膀中側和後側，胸部上側。每套做 6～8 次，保持手臂始終舉起，然後換方向重新做。

3. 推拉推起式

（1）前傾式跪在墊子上，手掌與肩膀垂直，指尖在地板上，身體從頭到膝蓋成一條直線。

（2）彎曲肘關節，曲臂，身體向下彎，胸部著地。這時在恢復初始動作時伸展手臂，坐在你的腳跟處，將手臂向前伸展。

（3）回到初始位置。這個動作可鍛鍊胸部，肩膀前方，三頭肌。這套動作重複 8～10 次。

4. 對角肩膀提升式

（1）左右手各持 3～5 公斤重的啞鈴，掌心相對，跪在地板上，腳背靠近地板。縮緊臀肌，挺胸，使肩膀放鬆。

（2）將兩臂舉起，成對角線，與肩同高，掌心相對。

（3）將手臂放至初始位置。這個動作可鍛鍊肩膀前方。

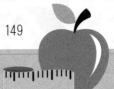

Best ways to keep fit

瑜伽四式，讓你性感永長在

　　瑜伽在塑體和養生方面有著顯著的效果，它是當下不少時尚女性減肥塑體的首選。這裡給大家推薦幾招瑜伽初級招式。利用 30 分鐘左右的零散時間就能達到減肥的效果。

1. 樹式

樹式可以加強大小腿及臀部肌肉的力量，增加身體的平衡感，對調整體態、塑造優美形體非常有利。雙腳併攏站立，挺胸、收腹、提臀，彎曲右膝，將右腳掌放在左腿大腿根部。左腿保持平衡，雙臂向兩側伸展，在胸前合十，保持身體直立。保持動作 20 秒後，換右腿保持平衡，左腿彎曲放於右腿膝蓋內側，重複練習。

2. 全蓮花坐

全蓮花坐姿有調節女性荷爾蒙、美化腰部線條的作用。挺直腰背坐於墊子上，雙腿自然向前伸直，雙手放於兩側。彎曲右膝，將右腳放在左大腿上，腳跟抵住左側腹股溝，腳心向上。彎曲左膝，雙手抱住左腳放在左大腿上，腳跟抵住右側腹股溝，右腳腳心向上。雙

手成蓮花指分別置於兩膝蓋上，保持自然的呼吸。

3. 拜日式

拜日式能有效地舒展全身，活動關節和肌肉，控制食欲、促進新陳代謝，有非常好的排毒效果。站立，雙腿伸直併攏，雙手在胸前合十，腰背挺直，調整呼吸。吸氣，雙手保持合十，雙臂儘量向上伸展，停頓幾秒後，上半身從腰部起儘量向後彎曲，同時向前推跨。

4. 舞王式

舞王式能有效鍛鍊腿部、臀部、肩膀處肌肉，提高身體平衡能力，塑造優美曲線。

站立，吸氣，將左手向頭頂上方伸展，手臂與身體呈一條直線。呼氣，彎曲右膝，右手抓住右腳踝，用力抬高右腿靠近臀部。再次深呼吸，收緊臀部，慢慢將上身向前傾，左手臂向前伸直，右腿向上儘量抬高，眼睛平視前方，以便保持身體平衡。保持 30 秒後，放鬆雙手和右腳，稍稍休息後換另一側腿重複練習。

塑身瑜伽，終身受益

　　柔軟如少女的身軀，美麗纖細的腰身，是每個女人的夢想。其實不一定非要到健身館去大蹦小跳，安安靜靜地修身養性，傳統而又古老神祕的瑜伽，也能讓你有意外的收穫。

　　瑜伽其實並不複雜。一般的體育鍛鍊，往往注重的是外在的美麗，而內在的東西卻很少顧及。瑜伽則不同了，它在雕塑你外在形象的同時，還給你一種來自內心的力量。經過一段由內而外的鍛鍊後，你會驚奇地發現心態已經變了樣子。你不會再為了減幾公斤的體重而折磨自己，你會因為快樂而美麗，因為美麗而快樂。

1. 舒展全身半龜式

（1）跪坐在墊子中間，保持脊柱正直。吸氣，雙臂經體側向上抬起，至頭頂上方合掌，脊柱向上延伸。

（2）呼氣，脊背向後放鬆，身體慢慢地下沉。隨之呼氣，將頭放到膝蓋前側，手臂保持伸展。

（3）吸氣，腰背處向前方舒展，讓腹胸部貼在大腿前側，呼氣，

額頭處在地面上，保持自然呼吸。起身時，吸氣，先抬頭，慢慢地起身，將脊柱還原正中。呼氣，放落雙臂，調整。呼吸。

2. 脊柱扭動式

（1）坐位，雙腿雙腳併攏，脊背直立。彎曲左膝將左腳掌踩在右膝蓋外側。彎曲右膝，將右腳放在左臀部外側。雙臀著地，吸氣，提起右臂向上。

（2）呼氣，右臂環抱住左腿，
將右小臂貼靠在左大腿外側。
吸氣，向旁側抬起左臂，手臂平行地面。

（3）呼氣，左臂帶動身體向左後方
扭轉至正後方，再將左臂背在身體後側，
均勻呼吸保持；保持動作的過程中
腹部儘量貼靠大腿內側；
回復時，吸氣，轉回頭和上身；
呼氣，鬆開雙臂，放落雙腿，
放鬆後交替雙腿做另外一側練習。

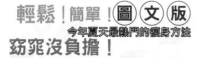

Best ways to keep fit

奇妙瑜伽，親密你的「蜜桃臀」

　　小美自從上大學以來，和其他女孩子一樣，變得注重自己的外表起來。跟同宿舍的女生一起參加各種彩妝講座、護膚講座、瘦身講座，小美也燙起了波浪大卷髮，用著價格不菲的護膚品、濃密卷翹的睫毛，穿著充分展現身形的衣服。走在校園裡，也是格外引人注目的美女之一。

　　可是最近，室友發現小美的穿衣風格偏向了寬鬆休閒類，每天幾乎都是寬大的休閒罩衫配一條內搭褲，加一雙帆布鞋，雖說這樣的小美看起來依舊那麼甜美，又多了一分校園風，但如此迅速的轉變還是讓人一時難以接受。

　　而且，小美的晾衣架上出現了奇怪的繃帶，室友關心地問小美是不是受傷了，小美只是笑而不語。小美的桌子上，各種牌子的乳酪不見了，反倒多了些袋裝豆漿，原本對蝦、海魚不感興趣的小美，現在每週都會買蝦或帶魚回來吃，有時自己還做牛奶鱈魚湯喝。

　　就在大家都覺得有些奇怪，卻又不知該不該問問小美的時候，小美主動說出了這其中的原因。原來小美所在的社團，最近要進行文藝表演，小

美報名參加了跳健美操這一節目。

　　可是當小美換上健美操衣服時，忽然發現，自己的臀部在鏡子裡看起來鬆鬆的，像一塊大海綿粘在上面似的，一點也不像 20 歲剛出頭的女生應該有的樣子。這可讓愛美的小美受不了了，再想想自己以前總愛穿緊身褲配短上衣的搭配，小美甚至都不願意走出宿舍門去上課。於是小美上網搜集美臀的各種方法，在經過比較後，最終鎖定在容易操作的飲食上。

　　聽完小美的話，大家心中的疑問都解開了，七嘴八舌地議論開來。有的說只要身材比例好不就行了，別人看你又不會只盯著你的臀部看；有的說臀部扁平是天生的，那外國人十有八九是翹臀，人家那是遺傳，咱們亞洲人就這身材；有的說你想讓臀部變得緊翹，也不能光靠飲食，還要配合運動啊，像爬樓梯之類的……

　　眾位姐妹們，大家說說看，小美究竟該如何拯救扁平臀呢？我們都知道，在某些時候，當我們因為急著赴一場 PARTY，或者需要出席某些正式又重要的場合時，在之前的一段時間內，都會進行激烈的節食加運動減肥。效果自然也會有，但是一旦飲食回復之前的習慣或者懶於運動了，好不容易減掉的肉肉又找上了身。

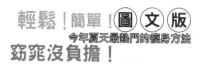

輕鬆！簡單！圖文版
今年夏天最熱門的瘦身方法
窈窕沒負擔！

　　但是減臀部，你試過嗎，聽說過嗎？可能大家都會搖頭。就像總爲自己的大臉發愁的美眉一樣，就算再怎麼節食，每個地方都瘦了，就只有臉不會瘦。

　　想要有個緊翹的美臀，當然只靠節食或者單純的運動也不行了，這需要有一個長期的持續過程，同時我們不是在減掉屁屁上的小肉肉，而是要使它們變得緊致有彈性，進而變得翹起來而不是軟塌塌的。

　　既然大家不想爬樓梯那麼辛苦，不想每天睜著惺忪的睡眼高抬腿，那就一起來練習美臀瑜伽吧！

1. 橋式

（1）平躺於瑜伽墊上，雙手放在身體兩側，手心向下。彎曲雙膝，雙腳與髖部同寬，腳跟與坐骨成直線排列，腳尖指向前。

（2）雙腳下踩，提起骨盆使臀部離地。當臀部向上抬高時，可以感受脊椎骨從下背部一節一節地提起開展。臀部上抬到最高位置，上背部也抬離地面。

（3）雙手支撐在腰部，舒展胸部，使腰腹挺起，臀部抬得更高。保持 5～10 個呼吸後吐氣，從上背部慢慢地將脊椎骨一節一節地

放下，直到臀部放下回到起始位置。

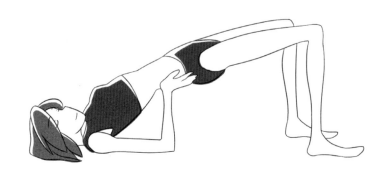

2. 虎式

（1）雙手及雙膝著地，形成四肢撐地爬行的姿勢，大腿和雙臀垂直於地面。伸直脊柱，背部像桌面一樣平展。

（2）頭稍稍向上抬起，同時右腿向後伸展至和地面平行，腿繃直。

（3）放鬆頸部，頭儘量後仰，右腿繼續向上抬起至最大限度，意識集中在臀部、後背和右腿。

（4）垂下頭，脊椎向上拱起，收縮肚臍部位，彎曲右膝，把膝指向頭部。

保持右腳腳趾略高於地面，兩眼向下看。右腿收回，跪坐在腳跟上，軀幹前傾伏於地面，額頭觸地，雙手向前伸直，休息一會兒後換左腿重複練習。

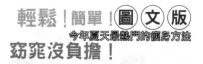

3. 蝗蟲式

（1）俯臥，下巴輕放在地面上，雙手放在體側，手掌置於大腿下，手心向下。

（2）儘量把右腿抬高。左腿應向地面用力抵住，幫助把右腿升得更高。保持 5～10 個呼吸後，屏氣，慢慢把右腿放回地面上，呼氣，放鬆。換左腿重複練習。

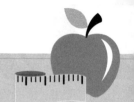

三角伸展式、腰轉動式，秀出「小蠻腰」

　　這個夏季對露露來說過的很沮喪，本來說好了要和男朋友一起去海邊度假，感受海風的清涼和美味的食物。可是去了之後露露才發現，自己早已準備好的泳衣根本無法派上用場，沙灘上的美女個個都穿著比基尼，皮膚被陽光曬成健康的小麥膚色，真可用秀色可餐來形容。而自己帶的是一套藏藍色連身泳衣，在這樣陽光燦爛的沙灘上別提有多不搭調了。更令露露感到鬱悶的是，自己那不爭氣的水桶腰，穿上泳衣後，上下一樣的寬度簡直讓她想找個地縫鑽進去。

　　後來還是在貼心的男朋友的安慰鼓勵下，露露又買了一套新的兩截式泳衣，下半身用到膝蓋的薄紗做裙子，在腰間打了一個蝴蝶結，這樣看起來洋氣了許多也顯瘦了許多。

　　度假回來，露露立刻買了一條束腰帶，想想自己平常挺注意飲食習慣，165 公分的身高，55 公斤的體重，應該算是一個標準的身材，唯一美中不足的就是這令人氣結的水桶腰。

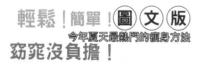

輕鬆！簡單！圖文版

今年夏天最熱門的瘦身方法

窈窕沒負擔！

　　雖然每天穿著束腰帶，胸口有些憋悶的感覺，跑不得跳不得，吃飯也就是幾口而已，但想到很快自己的腰線就會明顯，露露還是堅持著。

　　可有一天在網上無意中流覽知識時，露露發現用束腰帶瘦腰並不科學，這容易造成腹腔內血液流通不暢，時間久了對子宮卵巢都會造成一定的影響。

　　束腰帶不可取，那應該怎麼瘦腰呢？在看了一些瘦腰文章後，結合自己的實際情況，露露最後選擇了瑜伽，自己買了塊瑜伽墊，下載了一個瘦腰的瑜伽教學，露露開始每天堅持練起來，一個月之後，露露在穿上原先的牛仔褲時驚喜地發現，牛仔褲的褲腰鬆了一小截，用皮尺一測，天哪！露露簡直要驚叫了，腰竟然比之前瘦了 5 公分。各位姐妹們，你們現在一定很想知道露露究竟練得是哪些瑜伽動作吧，別著急，現在我們就一起來學習一下。

1. 三角伸展式

（1）身體保持直立，兩腿伸直，兩腳分開，腳尖微微朝向外側。手臂在你的身體兩側平舉，並與地板平行，手心向下。

（2）右腳向外側轉動，腳掌和手臂呈平行狀，左腳向內稍稍轉動，

腳趾指向正前方。將你的意識集中在大腿上。

（3）上身向右傾斜，右手向地板方向伸直，手掌置於右腳前方，左手向上方伸展開去，將上半身轉正，臉部朝上，眼睛看向左手指。保持 5 ～ 10 個呼吸後，換方向重複動作。

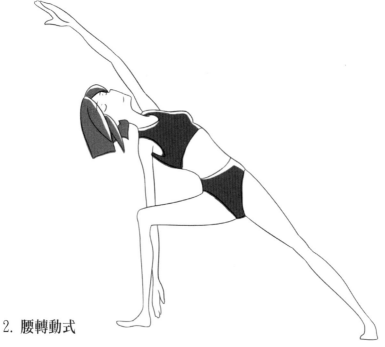

2. 腰轉動式

（1）身體站直，面向前方，兩腳打開的寬度比肩膀稍寬，將全身重量平均分配到兩腳。

雙手十字交叉向頭頂處伸展，手心向上，沿耳際向上儘量伸直，感

覺到身體和脊柱整個被拉長。

（2）以腰為支點，上身向前傾，並與背部形成 90 度角，與地面平行，雙手儘量向前延伸，頭稍稍抬起，目視雙手手背。

（3）吸氣，雙手慢慢向右側轉動，這個動作要用腰部力量帶動軀幹轉動，

直到最大限度。

保持 2 ～ 4 個呼吸後換方向重複動作。

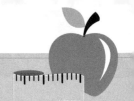

Best ways to keep fit

擴胸、收腰、減腹的展臂式

28歲的瑪麗身材苗條，凹凸有致，真是讓人羨慕不已。當問起她保持身材苗條的祕訣時，她微笑著說：「我經常去練瑜伽，應該跟這個有很大的關係。」看來我們這些醜小鴨要想變成白天鵝還得要長期下工夫練習瑜伽呢！

不管是長期伏案工作的白領麗人，還是整天忙前忙後的家庭主婦，請留出一點兒時間給自己享受美麗。展臂式瑜伽運動能讓你擁有魔鬼般的身材，能讓你真正成為有魅力的現代時尚女郎，還等什麼呢？讓我們一起做吧！

1. 兩腳併攏站好，兩手放於身體兩側，大腳趾微微分開，頭部放鬆，面向前方。

2. 兩手腕相交於腹前，手心向內。集中精力，內心平和。

3. 深深吸氣，兩手慢慢上舉，延伸至頭頂，臉朝上，眼看上方。體會胸部的擴張感，肺活量增大了，吸入了更多的氣。

輕鬆！簡單！圖文版
今年夏天最熱門的瘦身方法
窈窕沒負擔！

4. 呼氣，兩手分開，從旁慢慢放下，放於體側。感覺有更多的廢氣呼出來。

5. 深深吸氣，兩手從旁上舉，舉至頭頂，兩手腕腹前相交，臉朝上，眼看上方。
再次體會胸部擴張，
肺活量增大，吸入了更多的氣。

6. 呼氣，兩手臂從前放下，
放於腹前，完成一個回合。

在這個姿勢中，我們的呼吸變得深長而緩慢，
呼吸道得到了良好的刺激。
待呼吸慢慢平穩，我們再做兩次。

1. 當手慢慢上升時，頭也慢慢抬起。
手臂升到頭頂上方時，能感覺到身體
兩側的強烈舒展。這種練習，利於減掉腰側脂肪。
同時，對腋窩處也是不錯的鍛鍊，

腋窩處皮下脂肪少，容易出現皺折，

若經常進行練習，彈性會增強一些。

2. 兩手從旁慢慢放下。

3. 再深深吸氣，手從旁緩緩上舉；呼氣，手從胸前放下。

待呼吸逐漸平穩，我們再做第 3 次。

當做完第 3 個回合時，我們會感覺到疲勞得以消除，全身精力增強了。

減少腿部贅肉新月式

　　有不少東方女性都是一副發展極不平衡的三角形身材：雙腿勻稱的時候胸部往往是扁平，而上身剛剛圓滿豐潤一點，下肢就不可一世地飛揚跋扈起來，特別是大腿外側，極易鼓出兩團贅肉。而今裙子越穿越短，雙腿豈可越露越怯？

要想減掉大腿的贅肉可以試試下面幾組瑜伽招式：

1. 由金剛坐開始，膝蓋用力，
撐起臀及腿，右腳向前
跨出一大步。腳伸長，
腳趾向後，小腿及膝蓋
平放地上。兩手合掌放在胸前，
眼睛向前平視，右膝彎曲，
小腿與地面垂直，
兩手合掌置於胸前，
抬頭挺胸，背挺直，

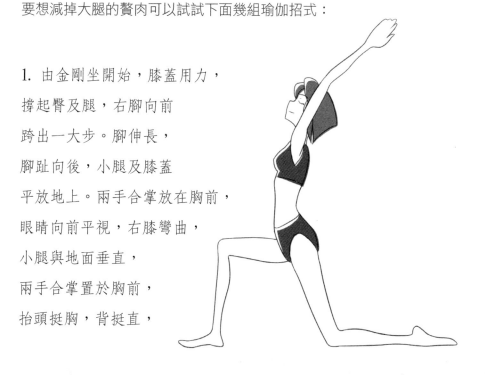

大腿有被抬起的感覺。

停止不動，訓練你的身心平衡力，準備進行新月式。

2. 手臂沿耳際向後伸直，身體跟著後彎，要注意的是合掌姿勢不變。維持此姿勢不動，等累了再換邊練習。手臂伸直，頭向後仰，胸及整個上背部後彎。提臀向前伸展，膝蓋在腳趾正上方，右腳平放在地上，腳背貼地。

Best ways to keep fit

利於減肥的伸展十二式

　　在遠古時代，人們一向是在太陽剛出現在地平線上時，就對著朝陽做拜日式，祈禱陽光給予生命能量。今天，人們更多地利用拜日式來塑造形體。

　　拜日式由 12 個連貫的動作組成，所以又叫伸展十二式。它作用於全身，每一個姿勢都是前一個姿勢的平衡動作。它包括前彎、後仰、伸展等動作，配合一呼一吸，加強全身肌肉的柔韌性，同時促進全身的血液循環，調節身體各個系統的平衡，讓體型接近完美的狀態。

這 12 個動作如下：

1. 直立，兩腳併攏，雙手於胸前合十，調整呼吸，使身心平靜。

2. 吸氣，向上伸展雙臂，身體後仰，注意髖關節往前推，這樣可減少腰部壓力，雙腿伸直，放鬆頸部。

3. 吐氣，向前屈體，手掌下壓，上身盡可能接近腿部（如有需要，

可稍彎曲雙膝）。注意放鬆肩膀、頸部和臉部。

4. 吸氣，左腿往後伸直（初學時也可膝蓋著地），右腿膝蓋彎曲，伸展脊柱，往前看。

5. 保持呼吸，右腿退後，使身體在同一直線上，用兩手和腳趾支撐全身，腹部和腿部要儘量伸展、收緊，肩下壓。

6. 吐氣，使膝蓋著地，然後放低胸部和下巴（也可前額著地），保持髖部抬高。注意放鬆腰部和伸展胸部。

7. 吸氣，放低髖部，腳背著地，保持雙腳併攏，肩下壓，上半身後仰，往上和往後看。

8. 吐氣，抬高髖部，使身體呈倒「V」形，試著將腳跟和肩膀下壓。

9. 吸氣，左腳往前邁一步，兩手置於左腳兩邊，右腿往後伸展，往前看。

10. 吐氣，兩腳併攏，身體慢慢前彎，兩手置於地面或腿部。

11. 吸氣，兩手臂向前伸展，然後身體從髖部開始慢慢後仰。

12. 吐氣，慢慢還原成直立。

清晨練習瑜伽時要注意以下幾個方面：

1. 室內練習時，開窗通風，保持空氣的流通，這對於調息練習尤為重要。可以擺放綠色植物或鮮花。

2. 關注自己的身體狀況，切忌強己所難。如果身體有不適的地方或是病狀，儘量不要練習過難的動作，也可以完全不進行練習。

3. 女性在經期內，不宜做瑜伽練習。

4. 瑜伽對一些特殊生理狀況都有很好的調整作用，如孕期保健，但最好在老師的指導輔助下進行。

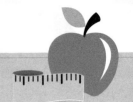

Best ways to keep fit

美化胸部的頂峰式

　　大部分的女性朋友都在為自己的胸部感到煩惱呢，胸部出現問題那是很多的，有的是因為胸部下垂，有的是因為胸部扁平，反正是肯定會影響我們的身材的。

下面就為大家介紹一下可以豐胸的頂峰式。

1. 屈膝坐好，臀部坐在腳跟上，兩手放在膝蓋上。調勻呼吸，感覺內心平和。

2. 兩手放在上半身前地面，臀部從腳跟慢慢抬起，保持均勻呼吸。

3. 呼氣，抬高臀部，頭夾在兩手臂中間，足跟抬離地面，保持30～60秒。此時內臟顛倒過來，內臟器官得以放鬆，頭部充滿新鮮的血流。注意：不要吞咽，不要咳嗽，以免發生頭部充血，引起不必要的危險。

4. 呼氣，屈膝，慢慢將臀部坐在腳跟上，兩手放在膝蓋上，微微閉上雙眼，想像一股新鮮的血液流遍全身每一個細胞，血液循環得以改善。

輕鬆！簡單！圖文版
今年夏天最熱門的瘦身方法
窈窕沒負擔！

5. 待呼吸調勻了，我們再做一次。當臀部再次抬高時，我們將頭上半身儘量貼近腿部，腳跟高高抬起。這時腿部後側韌帶得到了拉伸，腹肌自然收緊，腹部堆積的多餘脂肪可以慢慢消除掉。

6. 呼氣，屈兩膝，臀部慢慢坐在腳跟上時，我們再次感到全身血流通暢，頭腦非常清晰。

7. 做完後，我們以一種舒適的方式坐好，對頭部幾個重要穴位如百會、通天、風池、風府、太陽、印堂進行揉按。這樣可以促進頭部的血液循環，而且對頭痛和偏頭痛也不錯的療效。它對整個呼吸道有刺激作用，可以預防和緩解感冒、頭痛、發燒等疾病，提高身體的免疫力。

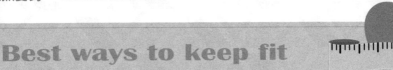

Best ways to keep fit

四種經絡瑜伽，擊破全身肌肉

　　來自古印度的瑜伽，不僅能修身養性，強身健體，更能瘦身塑形。一系列的拉伸減肥瑜伽動作，能加速局部脂肪的燃燒，幫助減肥。

下面就讓我們一起學習以下幾種瘦身的瑜伽動作吧。

1. 摩天式

（1）站姿，腳分開。

（2）吸氣，踮腳尖，兩手臂交疊，舉過頭頂向上伸展身體。

（4）吸氣，提腳跟向上抬起身體。

（5）呼氣，手臂側平舉打開。

2. 舞蹈式

（1）腳併攏目視前方地面，抬右腳用右手握住。

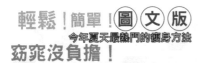

今年夏天最熱門的瘦身方法

（2）保持姿勢 6 次呼吸。

（3）吸氣，左手扶樹幹（在家可扶牆壁
或門框），形成舞蹈式。

（4）保持姿勢，時間以感覺舒適為限度。

（5）右腳放回地面，慢慢放下手臂，正常呼吸。換側，重複練習。

3. 蹲式蓮花

（1）半蹲，均勻呼吸。

（2）吸氣，趾尖踮起；
呼氣，雙膝向兩側打開，
身體繼續下蹲；再吸氣，
手掌合攏於胸前。

（3）呼氣，雙膝向兩側
延展到極限，腳掌儘量相對，
脊柱中正，目視前方，
保持 15 秒鐘左右，身體慢慢直立。

（4）重複姿勢 4 ～ 5 次。

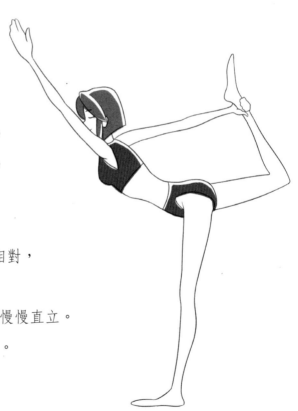

4. 門閂式

（1）雙膝跪地，將右腿伸向右方，

右腳與左膝一線。

（2）吸氣，雙臂向兩側平舉，與地面平行；呼氣，軀幹和右臂屈向右腿，頭放鬆，身體保持在一個平面上，不要扭動。

（3）保持姿勢1分鐘；吸氣，放直身體；呼氣，放鬆手臂。換側，重複練習。

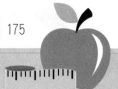

睡前瑜伽，塑造「魔鬼身材」夢

　　睡前瑜伽由內到外梳理女性身體，有瘦身減壓、美容養顏、調節女性內分泌等多種作用。

在做的過程中，要根據自己的能力慢慢練習，避免身體拉傷。

1. 束角式

（1）端坐於床上，彎曲膝蓋，腳掌相對。雙手抓腳，挺直脊柱，腳後跟靠近會陰處。

（2）吸氣，抬頭，伸展脊柱。呼氣，身體前屈，將額頭盡可能地貼近床面，保持正常的呼吸一分鐘。

注意：儘量使兩膝靠近床面，結束動作後，伸直兩腿，抖動放鬆。

2. 脊柱扭動式

（1）收左腿於右臀部，右腳跨過左膝，使右腳放於左膝前方；挺直脊柱，端坐於床上。

（2）吸氣，手臂側平舉，伸展脊柱。呼氣，將腹、肩、頭部向右側扭轉，兩手合十於胸前；正常呼吸，保持眼睛注視右後側一點。

3. 貓伸展式

（1）雙手雙膝撐床，保持跪立姿勢，放鬆腰背部。

（2）吸氣，背部下沉，抬頭看天花板。

（3）呼氣，背部拱起，脊柱向上頂，低頭看腹部，下巴抵住鎖骨。重複整套動作十個回合。

4. 蜥蜴式

（1）雙膝併攏，跪坐在床上，上半身前傾，胸腹部貼腿，額頭貼床。

（2）吸氣，抬頭，雙臂向前滑動，伸直手臂。

（3）呼氣，儘量將胸部、下巴貼床，臀部翹起，腋窩儘量向下貼床。呼吸平緩，保持 10-15 秒。

5. 雙腿背部伸展式

（1）端坐於床上，伸直雙腿，雙腳併攏，雙手抓腳趾。

（2）吸氣，伸直脊柱。呼氣，曲手肘，上半身向前伸展，胸腹部貼近雙腿。正常呼吸，保持至少一分鐘

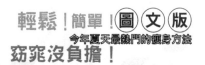

輕鬆！簡單！圖文版
今年夏天最熱門的瘦身方法
窈窕沒負擔！

6. 坐角式

（1）坐下，雙腳保持蹬直，慢慢打開雙腿至極限，儘量伸直膝蓋。

（2）吸氣，雙臂向上伸展，立直腰背。

（3）呼氣，手臂及上半身慢慢向前伸展。將腹、胸、下巴依次貼於床面。保持這個姿勢約 4 至 12 次呼吸或更久。整個過程，脊椎必須保持伸展。

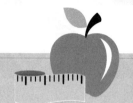

Best ways to keep fit

「椅上瑜伽」，消除手臂贅肉

　　夏日，裸露在外的手臂成為瘦身的重點部位，想要獲得緊實的肩膀與上臂，美臂訓練千萬不能錯過。更何況美臂訓練既不需要到健身房，更不用搬來唬人的健身器械，只要一把結實的椅子，當然，還有持之以恆的決心。那麼，下面就讓我們一起學幾招祛除手臂贅肉的瑜伽吧！

1. 椅上鬆肩式

此式可消除肩頸痠痛，促進肩部和頸部的血液循環，防止肩頸僵硬。

（1）坐正於椅上 1/3 處，挺直腰背，雙膝併攏，兩眼平視。

（2）吸氣，上身不動，將雙肩聳起，止息，停留數秒。

（3）緩慢吐氣，上身不動，放鬆肩膀。

（4）還原，來回重複做數次。

2. 椅上細臂變化式

此式可美化手臂線條，消除手臂贅肉，柔軟肩關節，促進肩頸部的

血液循環，預防肩部僵硬。其動作要領如下：

（1）坐正於椅上 1/2 處，挺直腰背，雙膝併攏。

（2）右手平直上伸，手心向內側。

（3）左手繞過頭部後方抓住右手手肘。

（4）吸氣，右手掌心以逆時針方向旋轉成手心向下，同時右手緩慢向右側拉開，直到左手臂拉緊，停留做深呼吸。

（5）還原，換手再做一次。

3. 椅上肩臂式

此式可消除肩頸痠痛，柔軟肩關節
，美化手臂線條，促進血液循環。
其動作要領如下：

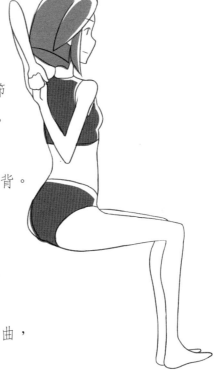

（1）坐正於椅上 1/3 處，挺直腰背。

（2）左手肘彎曲，左手掌貼住
右邊背部，右手握住左手肘處，
雙肩儘量外擴，停留做深呼吸。

（3）還原，換手再做一次。

（4）左手上舉，手肘自上向後彎曲，

右手由下向上，繞過背後與左手互握，儘量擴胸挺腰，停留做深呼吸。

（5）還原，換手再做一次。

4. 椅上拉臂式

此式可消除肩頸與手臂的疲勞，預防痠痛，

並能消除手臂的贅肉，美化手臂線條。

其動作要領如下：

（1）坐正於椅上 1/2 處，挺直腰背，右手向左前方伸直。

（2）吸氣，左手緩慢用力地將右手肘往左側拉緊。

（3）緩慢吐氣，如拉繩般，左手盡可能將右手向左拉，而右肩同時盡可能向右側方向拉開，使右手臂的伸展有緊實感，停留數秒。

（4）還原，換手再做一次。

你有肩痠背痛的困擾嗎？那就從現在起練習瑜伽吧。它可以強化腰椎的動作，有了瑜伽基礎，更不容易引起運動傷害。

練習瑜伽要靠自己的毅力與努力，才能克服身體病痛，重拾健康。同時瑜伽能克服腰痠背痛，更能使你的身材窈窕，保持健康。

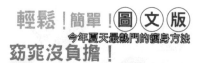
輕鬆！簡單！圖文版
今年夏天最熱門的瘦身方法
窈窕沒負擔！

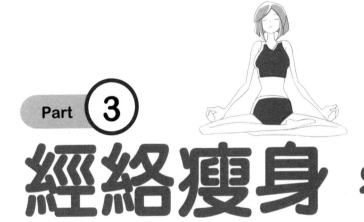

Part ③

經絡瘦身，

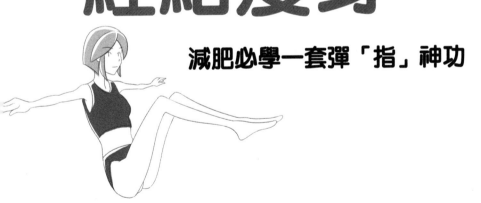

減肥必學一套彈「指」神功

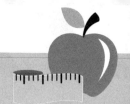

Best ways to keep fit

掌握十二經絡，瘦得一目了然

　　經絡由經和絡組成，經就是幹線，絡就是旁支。人體有 12 條骨幹，也叫做「十二正經」，還有無數條絡脈。經和絡縱橫交錯，在人體裡構成了一張大網。

　　這張網就是人體的活地圖，它內連臟腑，外接四肢百骸，可以說身體的各個部位，臟腑器官、骨骼肌肉、皮膚毛髮，無不包括在這張大網之中。下面就帶大家認識一下我們身上的這張「網」。

1. 經脈——謹防身體旱澇災害

經脈是經絡的主體，分為正經和奇經兩類。正經有十二條，奇經有八條，如果說十二正經是奔流不息的江河，那麼奇經八脈就像個蓄水池。

平時十二正經的氣血奔流不息時，奇經八脈也會很平靜地正常運行；一旦十二正經氣血不足流動無力時，奇經八脈這個蓄水池中的水就會補充到江河中；如果十二正經氣血過多，過於洶湧，水池也

會增大儲備，使氣血流動和緩，只有這樣，人體正常的功能才會平衡。

（1）十二經脈

正經有十二條，即手足三陰經和手足三陽經，合稱「十二經脈」，是經絡系統的主體。它們分別隸屬於十二臟腑，各經用其所屬臟腑的名稱，結合循行於手足、內外、前中後的不同部位，並依據陰陽學說，給予不同的名稱。

十二經脈的名稱為：手太陰肺經、手厥陰心包經、手少陰心經、手陽明大腸經、手少陽三焦經、手太陽小腸經、足太陰脾經、足厥陰肝經、足少陰腎經、足陽明胃經、足少陽膽經、足太陽膀胱經。十二經脈是氣血運行的主要通道。

透過手足陰陽表裡的連接而逐經相傳，構成了一個周而復始、如環無端的傳注系統。就像奔流不息的河流，氣血透過經脈可內至臟腑，外達肌表，營運全身。其流注次序是：手太陰肺經→手陽明大腸經→足陽明胃經→足太陰脾經→手少陰心經→手太陽小腸經足厥陰肝經→足少陽膽經→手少陽三焦經→手厥陰心包經→足少陰腎經→足太陽膀胱經

（2）奇經八脈

奇經八脈是任脈、督脈、沖脈、帶脈、陰蹺脈、陽蹺脈、陰維脈、陽維脈的總稱。

它們與十二正經不同，既不直屬臟腑，又無表裡配合關係，其循行別道奇行，故稱奇經。其功能是：溝通十二經脈之間的聯繫，對十二經氣血有蓄積滲灌等調節作用。

（3）十二經別

十二經別，是從十二經脈別出的經脈，主要是加強十二經脈中相為表裡的兩經之間的聯繫。由於它通達某些正經未循行到的器官與形體部位，因而能補正經之不足。

2. 絡脈──警惕氣血交通堵塞

絡脈是經脈的分支，有別絡、浮絡和孫絡之分，起著人體氣血輸送的作用。

（1）十五絡脈

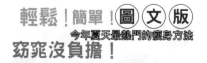

輕鬆！簡單！圖文版
今年夏天最熱門的瘦身方法
窈窕沒負擔！

十二經脈和任督二脈各自別出一絡,加上脾之大絡,共計十五條,稱為十五絡脈,分別以十五絡所發出的腧穴命名。

具有溝通表裡經脈之間的聯繫,統率浮絡、孫絡,灌滲氣血以濡養全身的作用。

(2)孫絡

從別絡分出最細小的分支稱為「孫絡」,它的作用同浮絡一樣輸送氣血,濡養全身。

(3)浮絡

在全身絡脈中,浮行於淺表部位的稱為「浮絡」,它分佈在皮膚表面。主要作用是輸送氣血以濡養全身。

這樣一分析,人體經絡運行圖彷彿一張城市道路交通圖一樣,呈現在眼前,清晰明瞭,經絡就不是多麼複雜的事情了。我們在再來看看利用經絡瘦身的好處:

1. 健康:由於中醫經絡減肥是透過對穴位的刺激來調節新陳代謝進而達到減肥目的,因此它不僅能夠減去多餘的皮下脂肪,也能減

掉內臟脂肪，在減肥的同時還能防治脂肪肝、高血脂、月經紊亂等臟腑功能失調的病症。

2. 快速有效：中醫經絡減肥療效確切、迅速，40 餘萬例臨床案例統計，有效率高達 99.3%，前 4 次可減 2～19 斤，一個療程有些肥胖者就減掉了 60 餘斤，最高能減到 112 斤。

3. 無痛苦：中醫經絡減肥可以免去藥物副作用、長期運動、饑餓等痛苦，而「快速無痛進針法」更是讓減肥者在減肥的時候無痛感。

4. 不復胖：中醫經絡減肥以疏通經絡、調理臟腑氣血、調整陰陽平衡達到減肥的目的，是一種標本兼治的方法，不易復胖。肥胖者減肥後，只要保持科學的生活和飲食就能有效杜絕復胖。

如何正確尋找穴位

　　穴位按摩早已融入人們的生活。使用經絡穴位，是項技術活，也可以說是把雙刃劍，找對了地方，手法適當，可以益壽延年；如果一竅不通或者一知半解胡亂擺弄，往往會弄巧成拙。所以，我們有必要將經穴療法的注意事項跟大家叮囑一遍。

1. 如何找準穴位

找穴位最重要的，就是找對地方。在這裡，我們介紹一些大家都能夠使用的最簡單的找穴道的訣竅。

（1）找反應。身體有異常，穴位上便會出現各種反應。這些反映包括：

　　　　壓痛，用手一壓，會有痛感。

　　　　硬結，用手指觸摸，有硬結。

　　　　感覺敏感，稍微一刺激，皮膚便會很癢。

　　　　色素沉澱，出現黑痣、斑點。

　　　　溫度變化，和周圍皮膚有溫度差，比如發涼或者發燙。

　　　　在找穴位之前，先壓壓、捏捏皮膚看看，如果有以上反應，那就說明找對地方了。

（2）記分寸。大拇指的指節寬度是一寸，
把四指併攏，從指尖數的寬度就是三寸。
比如，「足三里」這個穴位，
找的時候只要從外膝眼處往下橫四指，
然後再往外一橫拇指就找到了。

2. 學會利用身邊的器物

把五六支牙籤用橡皮條綁好，
以尖端部分連續紮刺等方式
刺激穴道；刺激過強時，
則用圓頭部分。
此法可出現和針灸療法相同的效果。
不喜歡針灸的朋友，可以用
吹風機的暖風對準穴道吹，藉以刺激穴道。
這算是溫灸的一種。
體質虛脫的孩子，肌膚容易過敏，
此時可利用柔軟舊牙刷以按摩的方式刺激穴道。
以手指作按壓的時候，想省力一些的話，可以用圓珠筆代替。方法

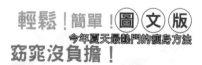

是用圓珠筆頭壓住穴道，此法壓住穴道部分的面積廣，刺激較緩和。

脊椎骨的兩側有許多重要的穴道，一個人無法刺激它們。如果有軟式棒球，既可輕易地達成目的。身體仰臥，將球放在背部穴道的位置，借助身體的重量和軟式棒球適度的彈性，使穴道獲得充分的刺激。

3. 使用穴位時要注意

（1）刺激穴位要在呼氣時。呼氣時刺激經絡和穴位，傳導效果更快更佳。

（2）最好不要吸菸。香菸中所含的致癌物質很多，如果在穴位治療前抽菸，尼古丁一旦進入體內，就會造成交感神經緊張，血管收縮，血液循環不暢通，會影響療效。

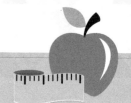

Best ways to keep fit

按摩驅除寒氣，輕鬆瘦下來

　　都市人群工作壓力大，缺乏運動，容易導致身體新陳代謝滯緩，時間長了就會引起肥胖。按照中醫治療的理論，按摩刺激穴位就能達到很好的減肥效果。

主要有以下四個原因：

　　其一，按摩能夠疏通經絡。按摩不是隨便在人體的某個部位推拿一下就可以發揮作用，而是具有一定的規律性。它是循經取穴，透過按摩對穴位進行刺激，而穴位是經絡與體表連接的特殊部位，人們可以透過刺激穴位，來調節經絡。

　　按摩的原理就是透過穴位刺激來疏通經絡，增強經絡氣血運行、反映病症、調整虛實、傳導感應等功能，經絡疏通了，氣血運行好，體內就不會淤積脂肪，造成肥胖。

　　其二，按摩可以調節人體神經系統。神經系統協調著身體的各項生理

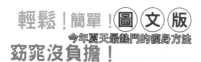

活動，如果神經系統出現異常，就會影響人體內某些器官正常功能的發揮，人體就會發生病變，甚至肥胖。

其三，按摩可活動關節。人們可以透過按摩療法來增強關節的活動度，使得關節保持靈活性，進而才能使得關節部位看起來靈巧秀美，不會有笨重的贅肉感。

其四，按摩可以增強體質，有效祛除寒氣。寒氣是造成肥胖的一個很大的因素，例如，有些女性朋友總是感覺腹部有厚厚的脂肪但是總覺得寒冷，這是因為機體有一個自我調節的功能，為了減輕這中寒氣對我們身體的傷害，就會自動的生成脂肪來進行抵禦寒邪，進而讓人看起來就是大腹便便。

按摩就能夠促進人體新陳代謝，加速血液循環，抵禦寒氣，減少脂肪的生成。

瞭解了按摩對減肥的好處，我們再仔細的看看按摩的手法。其實，按摩的手法很好學，我們每個普通人都能做，而且效果非常好。

▶ 經絡瘦身，減肥必學一套彈「指」神功

最簡單有效的按摩手法有三種：

（1）點揉穴位：用手指指肚按壓穴位。不管何時何地，只要能空出一隻手來就可以。

（2）推捋經絡：推法又包括直推法、旋推法和分推法，所謂直推法就是用拇指指腹或食、中指指腹在皮膚上作直線推動；旋推法是用拇指指腹在皮膚上作螺旋形推動；而分推法是用雙手拇指指腹在穴位中點向兩側方向推動。

比如走路多了，雙腿腫脹，這時身體取坐位，把手自然分開，放在腿上，由上往下推，拇指和中指的位置推的就是脾經和胃經，脾主肌肉，推脾胃經可以疏通這兩條經的經氣，進而達到放鬆肌肉的效果。

（3）敲揉經絡：敲法即是借助保健捶等工具刺激經絡的方法；用指端或大魚際或掌根，於一定部位或穴位上，作順時針或逆時針方向旋轉揉動，即為揉法。這種方法相對推捋來說刺激量要大些，有人甚至提出敲揉比針灸效果還好。

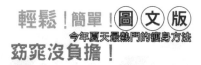

輕鬆！簡單！圖文版
今年夏天最熱門的瘦身方法
窈窕沒負擔！

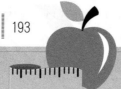

想安全減肥嗎？肝、脾經幫助你

　　愛美之心人皆有之，為了美追求瘦本無可厚非，但瘦也要瘦得健康、瘦得結實、瘦得有精神才好。朱丹溪曾經說過，病之有本，猶草之有根，去葉不去根，草猶在也。

　　修煉「魔鬼身材」也是這個道理，靠吃減肥藥是治標不治本。其實，透過穴位按摩消除肝鬱和脾虛，是最好的減肥方法，也是最安全有效的方法。

下面就讓我們一起看看如何解除肝鬱、脾虛吧。

1. 肝鬱的穴位按摩消除法

常揉肝經的太沖至行間，大腿贅肉過多的人，最好用拇指從肝經腿根部推到膝窩曲泉穴 100 次，這通常會是很痛的一條經；每日敲帶脈 300 次，用拳峰或指節敲打大腿外側膽經 3 分鐘，撥動陽陵泉一分鐘，揉「地筋」3 分鐘。

2. 脾虛的穴位按摩消除法

每天按摩小腿脾經，並重點刺激公孫穴。

愛美的女士可千萬別忽視這個天然的美容減肥方式，只要按照要求的步驟去做，一定會收到意想不到的效果。

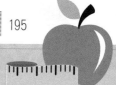

選定四穴，成就錐子臉

錐子臉，顧名思義，就是錐形的臉型，光滑無棱角的臉型從顴骨到下巴呈現錐形，下巴尖。流行的原因是來自黃金分割和范冰冰的引導。

在競爭日益激烈的娛樂圈，光有漂亮的五官已經不夠用了，還需有一張非常上鏡的巴掌臉，甚至巴掌臉都已經不能滿足苛刻鏡頭的要求，一張像錐子一樣尖且無棱角的臉蛋，成為越來越多女明星們的追逐的目標。

將大腮幫子磨小，小腮幫子磨掉，是很正常的事情。此號美女越來越多，一時間，彷彿「錐子臉」就成了美女的必須臉型。不知道這股錐子臉的風是什麼時候吹起來的而且越吹越猛。

當然，生活在俗塵中的人，不能像明星那樣削骨磨成錐子臉，明天拉皮一下。不但有危險，而且費用也不是一般人就能擔當起的。難道我們的大餅臉就沒救了，其實不是的，刺激穴位就是個很好的方法：

1‧天突穴

天突穴在頸部，當前正中線上，胸骨上窩中央。取法：在璇璣穴上1寸，胸骨上窩正中，正坐仰頭取穴。

（1）伸出雙手，五指分開，將無名指放在鼻翼兩旁，
中指放在顴骨中間下方，食指放在顴骨邊的上方，
讓食指、中指、無名指連成一條斜線。
兩手輕輕按壓顴骨處肌肉，
每次按壓5秒，重複2次。

（2）放下雙手，伸展五指，之後握拳，
用雙手第2個指關節繼續按壓
剛剛按壓的地方，5秒鐘後將臉頰上的
肌肉向上、向下推擠按摩，
直至感覺臉部明顯灼熱感為止。

（3）鬆開拳頭，活動手指。
張開嘴巴做「啊」的呼聲狀5秒，重複4次。

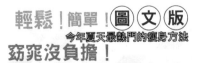

輕鬆！簡單！圖文版
今年夏天最熱門的瘦身方法
窈窕沒負擔！

2. 頰車穴

頰車穴在下頷角前上方約 1 橫指，按之凹陷處，當咀嚼時咬肌隆起最高點處。人體頰車穴位於臉頰部，

下頷角前上方約 1 橫指（中指），當咀嚼時咬肌隆起，按之凹陷處。定位該穴道時一般讓患者採用正坐或仰臥仰靠姿勢，以方便實施者準確的找尋穴道和順利的實施各種按摩手法。

頰車穴位於人體的頭部側面下頷骨邊角上，向鼻子斜方向約一公分處的凹陷中。

（1）舉起雙手，使雙手手掌完全貼靠在臉的下力，指尖朝上。

（2）自下而上揉搓臉部，直至雙手逐步上移至髮際線處，再沿原路線下滑至起始處，進行第 2 次的推揉。反覆 3 分鐘。

（3）轉換手指方向，讓手指朝向耳朵方向，並將手掌向臉的外側移動 1～2 公分，再按上述方法推揉 3 分鐘，直至全臉肌肉都被推揉過一次為止。

（4）將兩手互搓至掌心發熱，然後將掌心貼臉，輕輕揉動面頰 1 分鐘，可預防臉部脂肪堆積和肌膚鬆弛下垂。

3. 腎俞穴

位於背部，在第二要椎棘突下方距離腰椎骨兩指寬度的外側，和肚臍同樣高度。

（1）兩手握拳放在兩眉毛邊上，從眉毛處到臉頰附近來回輕輕地敲打，直至臉部感覺酥麻、發熱為止。

（2）攤開掌心，運用食指、中指、無名指，從嘴角眼角到眉毛邊上不停地畫圈上移，輕輕按摩水腫的臉部。

4. 承漿穴

在臉部，當頦唇溝的正中凹陷處。正坐仰靠，於頦唇溝的正中凹陷處取穴。

（1）在小鋼勺的勺心和勺背上都塗抹一些橄欖油，或玫瑰精油之類的潤膚油，之後用勺心勺背反覆按壓臉部輪廓處。

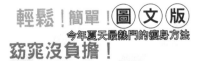

（2）待臉部邊緣輪廓感覺溫熱後，將鋼勺移到額頭正上方的髮際線上，沿著髮際線輕輕向太陽穴移動。溫暖頭部和臉部肌膚的分界線，可提高整個臉部的彈性，預防臉部肌膚鬆弛引起的臉部脹大。

（3）鼓起腮幫，手握小鋼勺，由下往上輕輕敲擊臉頰直到眼眶下方。左右手交替，節奏輕快，能讓臉部血液和淋巴更加流暢。

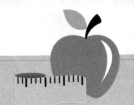

Best ways to keep fit

巧選穴位，塑造迷人頸部曲線

　　頸部皮脂和汗腺的數量只有臉部的 1/3，油脂分泌較少，平時活動較為頻繁，難以保持水分，所以極易乾燥，產生皺紋。不僅如此，頸部經常包裹在衣服裡，更容易失水、乾燥。

　　化纖衣物的靜電還容易使頸部皮膚起雞皮疙瘩，皮膚鬆弛，皺紋增多。頸部皮膚護理的目的，主要是預防和延緩皮膚衰老，減輕皮膚皺紋、保濕、增強皮膚彈性、加速血液循環。

以下推薦大家幾個呵護頸部的妙穴：

1. 天容穴、風池穴

天容穴，在頸外側部，當下頜角的後方，胸鎖乳突肌的前緣凹陷中。取法：正坐或仰臥，平下頜角，在胸鎖乳突肌的前緣凹陷中取穴。

風池穴，在頸部，當枕骨之下，與風府相平，胸鎖乳突肌與斜方肌上端之間的凹陷處。取法：正坐或俯伏，在項後，與風府穴（督脈）

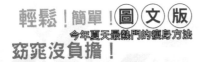

輕鬆！簡單！圖文版
今年夏天最熱門的瘦身方法
窈窕沒負擔！

相平，當胸鎖乳突肌與斜方肌上端之間的凹陷中取穴。

（1）取一條乾毛巾，將其捲成前臂粗細的棍狀棉卷。仰臥、、將毛巾置於平整的床上，以捲好的毛巾當枕頭，放在後頸處。身體躺平，手放在身體兩邊。

（2）慢慢將頭轉向右側，儘量讓整個右耳廓碰到床面。10秒鐘後慢慢轉換方向，將頸部慢慢轉向左側，同樣讓左耳郭碰到床面。來回運動50次，可鍛鍊後頸椎。

（3）休息片刻後坐起身，仰起頭部，頸部儘量後仰。將雙手搓熱，雙手一上一下來回撫摸拍打頸部，動作要緩慢輕柔，連續拍打200下，可分批次完成。

2. 伏突穴

（1）上半身挺直坐定，用右手食指指腹按住扶突穴，然後以頸椎為軸點，將頭部向後方轉動，並在後方停留20秒，用後腦勺儘量去觸碰脊椎。

（2）同樣以頸椎為軸點，頭部向右轉，並讓耳朵儘量觸碰肩膀，以最大限度拉伸另一側頸部。注意轉動頭部時左手摁住扶突穴不動。

（3）以頸椎為軸點，讓下巴觸碰胸部，最大限度拉伸後頸。保持動作 20 秒後回到原位，換手摁住另一側穴位重複轉動頸部的按摩運動。

3. 廉泉穴

在頸部，當前正中線上，結喉上方，舌骨上緣凹陷處。取法：正坐，微仰頭，在喉結上方，當舌骨的下緣凹陷處取穴。

用拇指指腹按壓此穴位，或做環形圈狀按摩。注意按摩力度不要過大，以免增加咽喉處吞咽負擔，另外，可採用按摩 10 秒鐘休息 5 秒鐘的間隔方式按摩。

4‧天柱穴

在頸部，大筋（斜方肌）外緣之後髮際凹陷中，約當後髮際正中旁開 1.3 寸。取法：在後頭骨正下方凹處，也就是頸脖子處有一塊突起的肌肉（斜方肌），此肌肉外側凹處，後髮際正中旁開約 2 公分（1.3 寸）左右即是此穴。

用食指指腹輕輕點按此穴位，或用食指和中指做圈狀按摩。

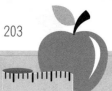

瘦臂穴，到打造平滑動人美臂

　　手臂是最顯而易見的部位之一，擁有纖細的手臂能夠達到整體修身的效果。不用為你不夠纖細的手臂而煩惱，不用再苦苦尋覓瘦手臂的方法，來按摩穴位吧！

1. 臂臑穴

在臂外側，三角肌止點處，當曲池與肩連線上，曲池上7寸。取法：垂臂屈肘時，在肱骨外側三角肌下端。

（1）雙手握拳，左手伸直，右手屈肘。然後用右手的拳頭去擊打左臂，從左手手腕處一直到腋下，內外側都要擊打，可重複3分鐘。之後換左左手擊打右臂，同樣重複3分鐘。

（2）放開拳頭，以畫圈的方式讓右手從左上臂外側由上往下輕輕按摩至手肘部位。之後換左手按摩右臂。每次按摩持續1分鐘，重複3次。

（3）舉起左手至頭頂處，右手用指腹的力量輕輕捏揉左手手臂，放鬆肌肉。之後換左手捏右臂，同樣每次 1 分鐘，重複 3 次。

2. 肱中穴

肱中在大臂內側，腋窩下與手肘中間點

（1）右臂側上舉起，左手五指分開，以左手腕關節為軸點，手指指腹緊貼右大臂並用力向內扭轉，將右大臂處脂肪多的地方像擰麻花一樣擰轉，保持擰轉動作 20 秒。

（2）放下擰轉後的贅肉，再次以腕關節為軸，指腹為著力點向外側擰麻花，並讓拇指用力揉搓按摩，可讓大臂處肌肉更加結實。

（3）稍作停頓後，換右手擰轉左大臂，同樣向內向外反覆進行。每天可重複擰轉 20 次。

3. 外關穴

在手背腕橫紋上 2 寸，尺橈骨之間，陽池與肘尖的連線上。取法：取此穴位時應讓患者採用正坐或仰臥，俯掌的姿勢，外關穴位於前臂背側，手脖子橫皺紋向上三指寬處，與正面內關相對。（或當陽

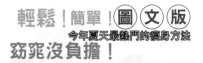

輕鬆！簡單！圖文版
今年夏天最熱門的瘦身方法
窈窕沒負擔！

池與肘尖的連線上，腕背橫紋上 2 寸，尺骨與橈骨之間。）

（1）保持均勻的呼吸，雙手手臂向上伸直，舉過頭頂，兩手平行，眼睛平視前方。調整呼吸，保持動作 30 秒。

（2）兩大臂夾住耳朵，並儘量向上伸展脊柱。調整呼吸，注意手臂不要前後晃動，以手臂感覺痠脹為宜。

（3）左手按摩右手小指根部 5 秒鐘，之後換右手按左手小指根部 5 秒鐘，兩手交換重複 30 次。直至小臂外側有明顯的血液燃燒感為止。

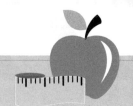

Best ways to keep fit

這些穴位送你渾圓而富有彈性的臀部

　　女人最優美的線條是腰身到臀部的曲線，渾圓而富有彈性的臀部是女性健美的標誌之一。如果在辦公桌前坐得過久，或坐在沙發上看電視時間太長，臀部的肌肉就會鬆弛。

要想使臀部肌肉結實起來，可以每天做下面的臀部按摩，只需三個星期就能有顯著效果。

1. 雙掌疊加按揉一側臀部，反覆操作兩分鐘。同法操作對側臀部。

2. 雙手捏住一側臀部肌肉，反覆用力捏揉兩分鐘。同法操作對側臀部。

3. 單掌或雙手掌疊加，將掌根置於一側臀部上方關元俞穴處，向外下方推，經胞盲穴至環跳穴止，反覆推按 1 分鐘。

4. 以一手掌根部置於大腿後側臀下方的承扶穴處，反覆按揉 1 分鐘。

5. 以一肘尖置於一側環跳穴處，屈肘塌腰，將身體上半部的重量

輕鬆！簡單！圖文版
今年夏天最熱門的瘦身方法
窈窕沒負擔！

集中於肘尖部，由輕而重地持續按壓 1 分鐘。

6. 雙手十指相對靠攏，指間分開，手腕放鬆，雙前臂做主動的旋轉運動，用小指側有節律地叩擊臀部，反覆操作 1 分鐘。

　　另外，取仰臥體位，兩足跟用力下蹬，同時提氣收臀，2 秒鐘後放鬆，然後再蹬足提氣收臀放鬆，反覆 20 次。有收縮臀部肌肉和運動臀、腿脂肪的作用。

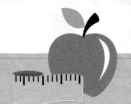

Best ways to keep fit

哪些穴位能幫你消除腹部的小肚肚

　　被「小腹婆」困擾的女性朋友，相信不在少數。而實際上，偏偏腹部的贅肉最難消除，讓很多女性束手無策。

但對於使用按摩方法來說，卻是成效最顯著的部位。

1. 拇指疊按法

將兩個拇指上下重疊，在腹部及相關穴位按壓，按壓的輕重應以手指感覺到脈搏跳動，且被按摩的部位不感覺疼痛為宜。

2. 波浪推壓法

兩手手指併攏，自然伸直，一隻手掌放在另一隻手掌背上，右手在下，左手在上。

在下的那隻手掌和手指平貼腹部，用力向前推按，然後在上的手掌用力向後壓，一推一回，由上而下慢慢移動，好像水中的浪花，故

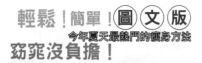

輕鬆！簡單！**圖文版**
今年夏天最熱門的瘦身方法
窈窕沒負擔！

而得名。

3. 腹部穴位按摩

腹部按摩並不是簡單的揉肚子，選對基本
穴位實施按摩，會起到事半功倍的效果，
讓你可以更自信地露出小蠻腰。

按摩氣海、關元穴能有效地抑制食欲，
有利於腹部脂肪均勻分佈；而按摩天樞穴
則可以幫助消化、排氣，促進腸胃蠕動、
廢物排泄，當然更有利於消除小腹贅肉。

穴位按摩方法及時間：每天早晚
仰臥在床上，先以手法二由上腹部
向小腹推壓 3～4 次，再先後以手法一和
手法二依次按摩以上 6 個穴位
，每個穴位各按摩 2 分鐘左右。

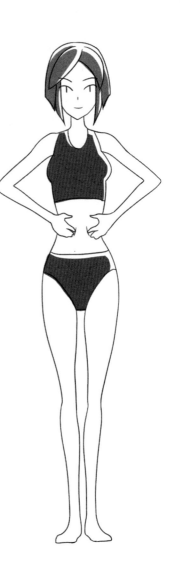

　　值得注意的是，經期婦女不能按摩腹部，否則會加大出血量。

　　孕期婦女同樣也不能按摩腹部，還有一些穴位如三陰交、至陰穴等都不能按摩。但是經期、孕期婦女可以接受四肢按摩。

五行按摩減肥法——動動手就能瘦

于鑫，是位美容師，給不少當紅的明星做過美容，後來還替某電視臺錄製過幾期電視節目，專門講按摩減肥。

其中，有一期是講臉部按摩，他當場從觀眾群裡找來一個女孩，這個女孩本來顎骨有點寬，再加上臉蛋肥嘟嘟的，看上去不太協調。于鑫為這個女孩兒大概只按摩了兩分鐘，女孩寬寬的顎骨居然被「磨」下去不少，由一個怪怪的女孩變成了一個可愛的女孩。

後來，很多人問他是不是經過一些攝影角度或後期的處理，做出的節目效果。他對這些懷疑有點不高興，似乎傷了他的自尊心：「怎麼可能！當時有幾百個人在現場，不可能都是我的親戚吧？我們騙得了電視前面的觀眾，怎麼騙得了現場的觀眾？」

「難道按摩真的這麼神奇？才幾分鐘就把一個女孩變漂亮？」

他說：「當然不是，只是用按摩把顎骨上的贅肉推到了上面，這樣看起來臉蛋圓圓的，可愛多了。大概十幾分鐘之後，她就又恢復了原樣。要想真正改變臉型，那必須是長期的按摩。」

「具體多長呢？」

「半年到一年的時間吧。」

後來，很多人跟他談了整容。他認為，完全可以用按摩達到整容的效果，而按摩正是基於中醫理論的。下面這套五行按摩減肥法是他的講座中的內容，希望對大家有所幫助。

1. 臉部五行減肥按摩

兩手掌心分別按於兩腮部，輕用力向上旋摩到前額，然後經耳前（拇指在耳後）再旋摩到下頜部，最後旋摩到腮部，這樣旋摩 30 次為一遍，每天可做 3～5 遍。

2. 雙下巴五行減肥按摩

（1）用兩手將雙下巴的脂肪慢慢地往下巴方向按，反覆 30 次。

（2）兩隻手手指輪流將下巴贅肉往上推擠，反覆 30 次。

（3）雙手大拇指在耳朵附近贅肉多的部位按壓，反覆 30 次。

3. 上肢五行減肥按摩

（1）先將整個手臂輕度按摩，用對側的手抓住臂，自上而下地用手輕擦皮膚。

做 30 次左或。注意：不要太用力，只是輕擦。

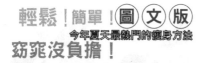

（2）用對側手，大把抓住臂，拇指和其他四指用劃
小圓的方式，由手腕向肩部揉搓肌肉，
特別是雙臂內側腋窩鄰近的肌肉，
用手掌抓緊後揉捏 5 次左右。
內外側各做 5 次左右。注意：每次從手腕開始
向肩部依次一個過程，不要做來回按摩。

4. 腹部五行減肥按摩

（1）仰臥位，兩手手指併攏，自然伸直，
左手掌置於右手背上，右手掌指平貼於
腹部上方。用力向前下方推按，由上而下
慢慢移動，反覆推按 30 次。再推按
左側 30 次，右側 30 次。

（2）仰臥床上，一手手掌平放於腹部。
以臍部為中心，做順時針揉擦 1 分鐘，
再逆時針揉擦 1 分鐘。然後換手，
再順、逆時針各揉擦 1 分鐘。

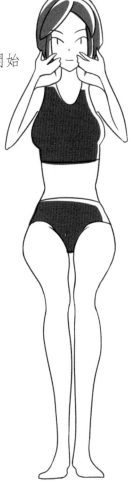

5. 腰部五行減肥按摩

（1）雙手掌放於後腰骨盆處，

雙手掌自腰部上下做螺旋狀搓擦，上下為 1 遍，共做 30 遍。

（2）兩手放於後腰部，將兩手拇指的指腹壓在腰眼兩側，點壓半分鐘；再將兩拇指外移一橫指，再點壓半分鐘，再外移一橫指，點壓半分鐘。反覆做 3 次。

6. 下肢五行減肥按摩

（1）取坐位，兩手放於左下肢踝關節處，自下而上做一鬆一緊的捏拿，反覆做 30 次。再雙手捏拿右下肢 30 次。

（2）兩手緊抱大腿根部的前面，用力向下摩擦，經膝蓋骨擦到足踝；然後反轉到小腿後而向上回擦，經膝膕窩到大腿根部後而為 1 次，反覆摩擦 30 次。再以同樣的動作，摩擦另一條腿 30 次。

灸除臉部贅肉，告別嬰兒肥

　　很多女性雖然擁有窈窕的身材，但卻擁有一張圓嘟嘟「嬰兒肥」的臉，還是會讓人覺得「大煞風景」。於是，希望臉部變小一點也就成了很多愛美人士關注的問題。

　　有些女性，平時缺乏足夠的防紫外線護理，在強烈紫外線的長期照射下，肌膚漸漸失去了活力與彈性。而隨著年齡的增長，肌膚細胞逐漸老化，於是就出現了面部鬆弛，也會給人留下「大餅臉」的印象。此時，女性朋友就應該為肌膚補充營養，有效刺激肌膚表面，強化肌膚細胞的活力，恢復臉部肌膚的彈性。

　　此外，臉部的經絡疏通也非常重要。從中醫學角度來看，手陽明經及足陽明經都經過臉部，透過刺激臉部的陽明經腧穴，可以消除顏面部位的贅肉，使臉部恢復活力。

　　具體操作方法是：取臉部的百會、太陽、承泣、球後、迎香、頰車、地倉、承漿、阿是穴（胖腫部）、合谷等穴位，將艾條點燃後在距離穴位2公分處施灸，每天灸1次，每次每個穴位灸10～15分鐘，10次為1個

療程。療程間可休息 3 ～ 5 天。如果配合臉部按摩，效果會更好。

　　許多女性已經開始注重身體的鍛鍊，
但是臉部不同於身體的其他部位，
在鍛鍊身體的過程中，難以得到足夠的運動。
此時，臉部按摩就成了瘦臉的良方。
各位美女，按照下面的步驟做，
你就會擁有纖瘦嫩白的小臉，
很快可以變得不同凡響！

具體手法：

1. 從額頭到太陽穴，雙手按壓 3 ～ 4 次。

2. 雙手中指、無名指交替輕按鼻翼兩側，
重複 1 ～ 2 次；再以螺旋方式按摩雙頰：
由下頜至耳下，耳中、鼻翼至耳上部按摩，

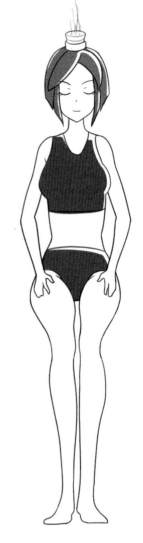

重複兩次。

3. 以雙手拇指、食指交替輕按下頜線，
由左至右反覆 3 次。

4. 以雙手掌由下向上輕撫頸部，
然後沿耳後向上升，在頭頂交匯於百會穴，
用指尖輕輕按壓兩分鐘。

5. 手指移至眼睛與眉毛間的側面，向後約 1 橫指處，快接近髮際
處輕輕按壓 3 分鐘，能促進臉部新陳代謝。

6. 沿臉部下顎輪廓向上滑，就可發現一凹陷處（頰車穴），它可
以有效消除因攝取過多的糖分所造成的肥胖。

7. 將手放到喉斜下方肌膚的內側（天突穴）。按壓天突穴能刺激
甲狀腺，促進新陳代謝，去除臉部多餘的水分。

　　其實，很多女性原本擁有較好的臉部輪廓，但是卻因自己的不良生活
習慣，導致臉部水腫。而對臉部而言，即使是輕微的水腫，也會使臉部輪

廓足足大出一圈。

　　通常臉部水腫是由於鹽分攝入過量引起的。此類女性應控制日常飲食中的食鹽攝入量，並飲用足量的水，水不僅可以中和體內過多的鹽分，還可以為肌膚補水。

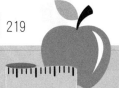

Best ways to keep fit

艾灸頸部，擊退年齡的洩密者

　　認真地在鏡子前審視自己的頸部：據說一條皺紋代表年近 30，每多一條就添壽十年。的確，歲月留痕，當你的眼角仍保持細嫩的膚質時，頸部卻已經顯露了衰老的跡象。

　　頸部皺紋產生的原因很簡單，首先是我們對頸部護理的長期忽視，不注意頸部的防曬保濕，致使頸部皮膚喪失水嫩平滑；另一方面，頸部的皮膚十分細薄而且脆弱，其皮脂腺和汗腺的分佈數量只有臉部的三分之一，皮脂分泌較少，鎖水能力自然比臉部要差許多，易乾燥，使頸部皺紋悄然滋生；

　　再就是日常生活和工作中的不良姿勢，會過多地壓迫頸部，諸如枕過高的枕頭睡覺，經常伏案工作，很少抬頭活動頸部，用脖子夾著電話聊天等，這些都會催生頸部皺紋。此外，電腦輻射、秋冬季節的天氣乾燥也容易導致頸部乾燥起皺。

　　頸部是人體比較直觀的部位，也是洩露女人真實年齡的敏感區域。頸部血液循環良好，才能顯得豐潤而有生氣。很多女人在毫不吝嗇地往臉上

「堆砌」各類護膚品時，卻忽視了對頸部的呵護。

艾灸能刺激血液循環，消除堆積在頸部的毒素和多餘脂肪，恢復頸部皮膚的彈性。在操作時，取三陰交、膈腧、下關、天柱這4個穴位，讓家人將艾條點燃後，在距離穴位皮膚2公分處施灸，每天灸1次，每次每個穴位灸15分鐘，10次為1個療程，療程間隔2～3日。

如果想自己在家進行操作，那麼就選取氣海、合谷、太陽、扶突這4個穴位，灸法及療程同前。使用艾灸療法的同時，可配合每日自我按揉合谷、下關、太陽、陽白穴，療效更佳。

女性朋友平日裡可以進行簡單的頸部按摩。頸部按摩不僅能夠舒解疲勞，還能促進血液循環，加快皮膚的新陳代謝，令頸部皮膚緊致，提升頸部輪廓，減少皺紋的產生。不過由於頸部皮膚的膚質薄、彈性差，按摩時動作一定要輕柔，否則會催生頸部皺紋。具體方法如下：

1. 將頸霜或按摩霜均勻塗抹在頸部，雙手由下而上交替提拉頸部。
2. 用食指、中指對頸部自下而上做螺旋式按摩。
3. 用雙手的食指和中指，置於腮骨下的淋巴位置，按壓約一分鐘，做排毒按摩。

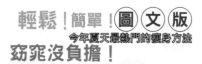

輕鬆！簡單！圖文版
今年夏天最熱門的瘦身方法
窈窕沒負擔！

在頸前兩手由下而上按摩，但如果方向相反，由上往下按摩，不僅會使皮膚下垂，還會加速衰老。頸後按摩則是在耳後附近，斜向下力度適中地按壓。許多人在護理頸部的時候只注意頸前，卻忘記頸後的護理。其實，如果頸後護理不當，產生的皺紋還會向前延伸。

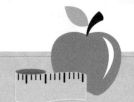

Best ways to keep fit

艾灸是永不過時的豐胸祕方

現在市場上到處是豐乳霜、豐胸術的廣告。王女士嫌自己的胸部過於平坦，就買來豐乳霜塗抹，她的乳房漸漸增大。可就在半年前，她下半身突然不正常流血，吃了不少藥都不管用。不久前，她被確診為子宮內膜癌，必須接受手術治療。

醫生解釋說，她患子宮內膜癌與其亂抹豐乳霜有很大關係。是藥三分毒，而且現在市場上的豐胸產品五花八門，令人目眩，但大多都是治標不治本的，並不能從根本上解決女性乳房發育的問題。

豐滿的乳房是構成女性曲線的重要部分。《黃帝內經》認為：女子進入青春期後，由於腎氣逐漸充盛，進而「天癸至，任脈通，太沖脈盛，月事以時下」。

「腎氣」在這裡主要是指人體的生長發育和主生殖的生理功能。「天癸」是一種類似西醫所說的性激素的物質。任脈和沖脈，則是兩條與內生殖器官相接，上與乳房相連的經脈。同時沖脈還有存貯血液的作用，因而稱之為「血海」。當血海滿溢的時候則上可化為乳汁，下可形成月經，並按時來潮。因此，乳房的發育，是與腎氣和血是否充足密切相關的。如果

腎氣不充沛，天癸不足，則任脈不得通，沖脈不能盛，最終導致血不足，乳房便不能充分發育。

其次是要補血。把女性乳房發育的原理往回推，就知道血對於乳房發育的重要性，而血又依賴於脾胃。脾胃為人的後天之本，人體的可持續發展是由脾胃來決定的。如果脾胃的消化吸收功能強，吃了食物之後，生出的營養物質就多，血也就多。

中醫認為，脾經、胃經、腎經這都經過乳房，這三條經絡的氣血運行對乳房的發育都非常重要，艾灸療法可以調整這三條經絡中的氣血運行，以達到豐胸的目的。

取足三里、三陰交、脾俞、胃俞、腎俞、膺窗、乳根、天溪等穴，將艾條點燃後，在距離穴位2公分處施灸，以局部感到溫熱為度，每個穴位灸10～15分鐘，每天灸治1次，10次為1個療程，療程間可休息2～3天。如果想自己在家灸治，可取足三里、三陰交、中脘、章門、京門、膺窗、乳根、天溪這幾個穴位，灸法同上。

採用自我乳房推拿法，也可以輕輕鬆鬆達到豐胸的目的。具體做法如下：雙手四指併攏，用指腹由乳頭向四周呈放射狀輕輕按摩乳房一分鐘。

　　在操作時動作要輕柔，不可用力過猛；用左手掌從右鎖骨向下推摩至乳根部，再向上推摩返回鎖骨下。共做 3 遍，然後換左手推摩左側乳房；用右手掌從胸骨處向左推左側乳房直至腋下，再返回胸骨處。共做 3 次，然後換左手推右側乳房。

　　只要堅持做胸部按摩，不但可以使胸部健壯豐滿，展現女人的曲線美，還能達到清心安神、寬胸理氣的目的，令人氣血通暢、精神飽滿、神清氣爽。

　　此外，女性朋友還可以在沐浴的時候交替用冷熱水沖擊胸部，增強血液循環，也能使乳房更加有彈性。生活中要保持良好的習慣，姿勢要正確，不要經常彎腰駝背。

　　良好的生活習慣是人體發育的保障。只有休息好，血氣才能充足，元氣才能充足，乳房才可以良性發育。睡眠時避免俯臥睡，儘量採用躺睡或者側睡的姿勢。

用溫熱艾灸趕走難看的拜拜肉

「拜拜肉」的存在讓很多美女對露背裝望而生歎，當你看著別人結實的臂膀裸露，卻只能把自己兩臂贅肉藏在袖子裡，因為它們很容易暴露自己的粗胳膊。

這裡告訴你幾種簡單的瘦手臂的妙方，只要持之以恆，就能減掉手臂上的脂肪，鍛鍊出結實的臂肌。

纖細勻稱的雙臂需要從基本的按摩開始，小臂的按摩以平直柔和為佳，上臂的按摩以手半握抓緊為佳，以促進皮下脂肪軟化。

你不妨每天花十幾分鐘為雙臂進行按摩，在疏通淋巴組織之餘，還可減輕水腫現象，配合具消脂去水功效的纖手產品，效果更佳。

具體按摩步驟如下：

1. 由前臂開始，緊握前臂並用拇指之力，由下而上輕輕按摩，做熱身動作。

2. 利用大拇指和食指握著手臂下方，以一緊一鬆的手法，慢慢向上移，直至腋下。

3. 以打圈的方式從手臂外側由下往上輕輕按摩。

4. 再沿手臂內側由上往下，繼續以打圈的方式按至手肘位置。

5. 在手臂內側肌肉比較鬆弛的部位（即拜拜肉位置），用指腹的力量，以揉搓的方法向上拉。

用手由上而下輕撫手臂，令肌肉得以放鬆。整套動作可每晚做一次，每隻手臂各做一次。

艾灸是一種有效去除拜拜肉的方法。它操作簡單方便且是透過經絡調節人體生理功能的自然療法，因而受到廣大女性朋友的歡迎。用艾灸療法去除「拜拜袖」時，其具體操作如下：取手臂上的俠白、手五里、肘、

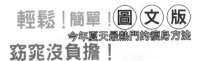

輕鬆！簡單！圖文版
今年夏天最熱門的瘦身方法
窈窕沒負擔！

曲池4個穴位，採用艾條懸灸法或

艾炷直接灸的方法，每天灸治1次，10次為1個療程。療程間可休息3～5天。

沒有醜女人，只有懶女人！只要堅持用艾灸療法進行灸治，就能去掉臂膀的贅肉，使皮膚光潔圓潤，手臂修長、無贅肉。

還有一些有趣的小運動，也能有效的瘦手臂，下面我們就介紹一下。

1. 礦泉水妙方

輔助道具：瓶裝礦泉水

（1）一隻手握住一小瓶礦泉水，向前伸直，之後向上舉，貼緊耳朵，儘量向後擺臂4～5次。

（2）緩緩往前放下，重複此動作15次。

（3）每天做45次左右。可以不同次完成。

2. 伸臂妙方

（1）將右手臂伸高，往身後左肩胛骨彎曲。

（2）以左手壓著右臂關節處，並觸碰左肩胛骨，而後伸高。

（3）左右換邊，如此動作每天做 20 次。

　　最後需要提醒大家的是，在進行按摩時，切勿操之過急，動作要輕柔，慢慢地輕按手臂的穴位，可減少水腫的情況。運用艾灸療法進行灸治時，要長期堅持，切忌半途而廢。在瘦手臂的動作之前，別忘了先做暖身操，否則會有運動傷害之虞。

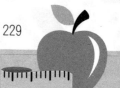

艾灸小腹，漂亮女人的修「腹」之路

　　腹部是全身最容易堆積脂肪的部位。這裡的脂肪因距心臟較近，最易被「動員」出來，進入血液循環造成危害，是名副其實的「心腹之患」。

　　所以，腹圍在 90 ～ 100 公分以上者，腹部的脂肪灸非減不可了。只有減掉腹部的脂肪，隆起的腹部才能變平坦。

　　每天朝九晚五坐在辦公桌前的白領麗人，腹部多有「懷胎十月」之嫌，如果平日裡按照下列方法去做，相信這樣的煩惱不久就會煙消雲散。

　　艾灸是透過灸火對穴位及經絡的刺激來調理臟腑，加速皮下脂肪代謝而達到減肥之目的的。

　　在用來減腹部贅肉時，多取天樞、上巨墟、三陰交、曲池、足三里、脾俞、陰陵泉、豐隆、中脘、關元等穴。

　　採用艾條懸起灸時，每次選用 3 ～ 5 個穴位，每次每個穴位灸 15 ～ 30 分鐘，隔天灸 1 次，1 個月為 1 個療程。

至少要連續灸治 4 個療程方可見效，此法必須堅持使用，日久必有良效。

採用艾炷隔薑或隔蒜灸時，每次選用 4 個穴位，用黃豆大的艾炷每次穴位每次灸 5 ～ 7 壯，每天或隔天灸 1 次，1 個月爲 1 個療程，療程間休息 3 ～ 5 天，至少灸治 4 個月。

艾炷隔附子餅灸消除腹部贅肉的效果也是比較明顯的，在具體操作時，每次選用 3 ～ 4 個穴位，用棗核大的艾炷每次在每個穴位灸 5 ～ 10 壯，每天或隔天灸 1 次，連灸 1 ～ 6 個月。

若在艾灸療法的基礎上配以自我按摩的方法，效果會更好。用手或電動按摩器以肚臍爲中心，3 寸左右爲半徑，做圓周按摩，先順時針按摩 50 周，再逆時針按摩 50 周。或用手在關元穴上揉按，每次 40 分鐘。

以上兩種方法每天按摩 1 ～ 2 次，2 ～ 3 個月爲 1 個療程，對於消除腹部脂肪效果很好。也可在家人間相互按摩，方法是雙手放在對方的背部兩肩胛骨之間，由上向下再由下向上，反覆用雙手掌推按，每次 30 ～ 40 分鐘，以背部烘熱，微微汗出爲度。

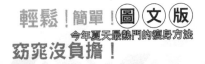

輕鬆！簡單！圖文版
今年夏天最熱門的瘦身方法
窈窕沒負擔！

　　女性朋友也多做些腹部鍛鍊。一般可以採用以下四個動作：

躺在地上伸直雙腳，然後提升、放回，不要接觸地面。

　　每天保持 3 ～ 4 次，重複做 15 遍；膝蓋屈成 60 度，用枕頭墊腳。右
手搭左膝，同時抬起身，
使肩膀離地，做 10 次後，
換手再做 10 次；放鬆全身，
用鼻子吸進大量空氣，
再用嘴慢慢吐氣，
吐出約 7 成後，
屏住呼吸。

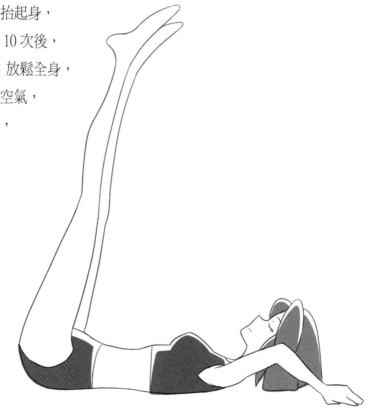

　　縮起小腹，
將剩餘的氣提升
到胸口上方，
再鼓起腹部，
將氣降到腹部。

接著將氣提到胸口，再降到腹部，再慢慢用嘴吐氣，重複做5次，共做兩組；左腳站立不動，提起右腳，雙手握著用力扭轉身體，直到左手肘碰到右膝。左右交替進行20次。

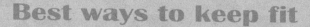

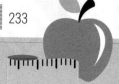

艾灸療法，讓你擁有纖纖細腰

　　腰，在女性的「S」曲線中起著承上啓下的作用。腰身臀形若恰到好處，在視覺上就能給人曲線玲瓏、峰巒起伏的美感；反之，就會顯得粗笨。所以，每個女人都要注意塑形美體，讓自己有個細腰翹臀的玲瓏身材。

　　腰細，是女性曲線美的關鍵所在。腰圍和臀圍之比爲 0.72 是女性曲線的最佳狀態，若小於此數值，就被稱之爲蘋果形身材，若腰圍和臀圍之比達到或大於 0.8，灸可以稱之爲「水桶腰」了。而且，蘋果形和桶形身材的女性更容易患冠心病，所以，減肥細腰尤爲重要。

　　女性的一生之中，在 16 ～ 46 歲之間有三次明顯的體型變化，其中以38 歲前後三年之內的變化最大。

　　在這段時間內，女性開始出現肌肉下垂、腰間脂肪贅肉增加及小肚子突出的現象。造成這種現象的原因主要有肌肉老化、內分泌失衡及疲勞等。《黃帝內經》認爲：人體脂肪囤積的原因是脾陽不足，使體內水濕無法運化，造成「痰飲」，進而形成大量脂肪。現代人缺乏運動，上班又是以車代步，久坐不起，讓脂肪大量堆積，進而導致「大腹便便」。

艾灸療法在用於去除腰部贅肉有兩組處方，第一組穴位是三陰交、章門、天樞、大橫；第二組穴位是太溪、三焦俞、氣海俞。

在實際應用中，兩組處方可以交替灸之。具體操作方法是：將艾條點燃後，在距離穴位 2 公分左右處施灸，每次每個穴位灸 10 ～ 15 分鐘，每天灸 1 次，10 次為一個療程，療程間可以休息 2 ～ 3 天。

按摩腰部的經絡和穴位，不僅可以促進局部的氣血運行，還可以調節臟腑的功能，使全身的肌肉強健、皮膚潤滑、形體健美。

具體步驟如下：

雙手疊加，用掌面在兩側腰部、尾骶部和臀部上下來回按揉 2 分鐘，然後雙手掌根部對置於腰部脊柱兩側，其他四指附於腰際，掌根部向外分推至腋中線，反覆操作 2 分鐘，接著以一手的小魚際推擦足太陽膀胱經第一側線，從白環俞穴開始，至三焦俞穴止，重複操作 2 分鐘，最後再推擦膀胱經第二側線從穴至肓門穴，反覆操作 1 分鐘。

雙手掌疊加，有節律地用掌根部按壓命門、腰陽關穴各半分鐘，接下

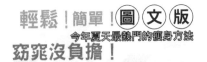

來雙手拇指端分置於腰部脊柱兩側的腎俞穴,向內上方傾斜用力,持續點按1分鐘,再以一肘尖著力於一側腰部的腰眼處,由輕而重地持續壓腰眼半分鐘,然後壓對側腰眼,用雙手拇指指腹按揉氣海俞、大腸俞、關元俞和次髎穴各半分鐘,最後五指併攏,掌心空虛,以單掌或雙掌拍打腰部和尾骶部1分鐘。

女性朋友可以在晚上睡覺之前躺在床上,用手輕捶自己的左右腰部,100次以上就可以。人體的經脈都是上下縱向而行,只有帶脈橫向環繞一圈,就像一條帶子纏在腰間。經常敲打帶脈不僅可以減掉腰部贅肉,還可以治癒很多婦科疾病。

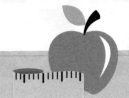

Best ways to keep fit

艾灸還你光滑緊實的玉背

中醫裡很注重後背的養生，《黃帝內經》認為後背為陽，太陽寒水主之，所以很容易受寒。古語有「背者胸中之腑」的說法，這裡的腑就是指陽，所以姐妹們要注意後背的養生，睡覺時披好後背處的被子，尤其是流產、坐月子中的女性。

許多女性在工作時，身體往往保持一種姿勢好幾個小時，如果背部肌肉長時間不活動，就會變得疲憊、僵硬，類似突然轉身這樣的激烈動作就會使它受傷。而每當工作結束後，我們最喜歡的姿勢就是癱坐在椅子上，以為這樣就能使全身放鬆，得到休息。其實這種姿勢給背部肌肉帶來的超負荷的負擔，遠超過正襟危坐。

中醫認為，捶背可以行氣活血，舒經通絡。背部脊柱是督脈所在，脊柱兩旁是足太陽膀胱經，共有 53 個穴位。

這些經穴是運行氣血、聯絡臟腑的通路，捶打刺激這些穴位，可以促使氣血流通和調節臟腑的功能，治療疾病。

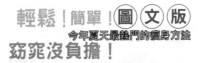

現代醫學也證明，人的背部皮下有大量功能很強的免疫細胞，由於人手平時不容易觸及背部，所以這些有用的免疫細胞處於「休眠」狀態，捶背時，刺激這些細胞，啟動了它們的功能，於是它們就「醒」過來奔向全身各處，投入殺菌和消滅癌細胞的戰鬥行列。

有些女性背部脂肪的堆積較多，脊柱處的凹陷消失，有向「虎背」發展之嫌。不僅不健康，而且曲線美消失，因此，減掉背部多餘脂肪十分重要。

艾灸療法就是背部減脂的最佳選擇。施灸時取委中、身柱、神道、至陽、心俞、隔俞穴，可以請家人幫助操作，將點燃的艾條在距離穴位 2 公分左右處進行灸治，以局部感到溫熱為度，每天灸 1 次，每次每個穴位灸 10 ～ 15 分鐘，10 次為 1 個療程。療程間可以休息 2 ～ 3 日。

艾灸療法可以配合捏脊使用。患者取俯臥位，術者拇指、中指和食指指腹捏起脊柱上面的皮膚，輕輕提起，從龜尾穴（在尾骨端與肛門之間）開始，邊撚動邊向上走，至大椎穴（低頭時，用右手摸到脖子後方最突出的一塊骨頭，就是第 7 頸椎，該處下方的空隙處就是大椎穴）止。從下向上做，單方向進行，一般捏 3 ～ 5 遍，以皮膚微微發紅為度。

居家時，可以讓愛人幫你完成，既鞏固兩人之間的感情，又可保健。

此外，在捏脊、灸療後再在脊背部拔罐 5 ～ 10 分鐘，療效更佳。在日常生活中，我們也可以隨時隨地做一些小動作來給脊背「瘦身」：俯臥在床上，用肘膝關節慢慢支撐並抬高身體，持續 15 ～ 20 秒鐘，再將身體放回床上，如此反覆 30 次，每天做 1 ～ 2 次。在走路或站立時，將前臂橫放在背後，也能起到緊實背部肌肉的作用。

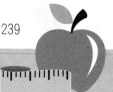

漂亮女人的纖腿艾灸祕笈

對於很多 OL 來說，一天可能會在辦公室裡坐上 8 個小時甚至更久，慢慢的，你會發現雙腿腿是越來越粗了，肉還很鬆，一點也不緊致，簡直就是「小象腿」。

大腿內側的皮下脂肪是很容易堆積鬆弛的，按摩大腿的方法是取坐位，腿部全部離開地面，臀部支撐身體平衡，雙手按住膝蓋上部大腿中部，輕輕按摩。這樣可以消除腿部的水腫，讓雙腿肌膚更加有彈性，使腿部線條變修長。

艾灸瘦大腿的祕笈是將艾條點燃後在距離承扶、殷門、委中、血海這 4 個穴位皮膚 2 釐米處施灸，每天灸 1 次，每次每個穴位灸 10 ～ 15 分鐘，10 次為 1 個療程，療程間休息 2 ～ 3 天。

減小腿要由打鬆結實的小腿肥肉開始。雙手掌心緊貼腿部，四指併攏，大拇指用力壓住腿部肌肉，從腳跟的淋巴結處中速向上旋轉，兩手旋轉的方向必須相反。每條腿各按摩 2 ～ 3 分鐘。睡前將腿抬高，成 90 度直角，放在牆壁上，持續二三十分鐘再放下，將有助於腿部血液循環，減

輕腳部水腫。

　　艾灸療法只需每天灸三陰交、足三里、委中、承山這 4 個穴位，就能達到瘦小腿的目的。其灸法及療程和瘦大腿的灸法。

　　大腿和臀部的交接處常會出現橘皮組織，最好用收斂性強的護膚品，同樣用抓和捏的方式讓它吸收，也可以達到促進血液循環、加強新陳代謝的效果。

　　穿著調整型褲子可以改善你的線條，讓大腿線條變得好看，長期穿的話，肉也會集中在應該集中的地方。但是，對於這種方法，我們不是很提倡，因為可能會給大家帶來不舒適的感覺。

　　有些孕婦，在妊娠中、晚期會出現下肢水腫，輕者限於小腿，先是腳踝部，後來慢慢

向上蔓延，嚴重的可引起大腿、腹壁或全身水腫。之所以出現這種情況，是由於懷孕後骨盆腔血液回流到下腔靜脈的血量增加，而增大的子宮又壓迫了下腔靜脈，使下身和下肢的血液回流受阻，因而下肢靜脈壓力升高，以致小腿水腫。

所以，要想消除水腫，就要使血液流通順暢，而要使血液上下順暢，就要按揉陷谷穴。按壓此穴可以消除臉部水腫、腳背腫痛。

其實，走路是最好的美腿方法，只要每天持續走路或慢跑半個小時以上，並配合按摩、灸法及下蹲運動，不僅可以達到瘦腿的目的，同時還可鍛鍊腰部。

或許我們很多人都無法擁有模特兒那樣的身高，也沒有那樣魔鬼的身材，但是只要我們不放棄努力，在完美的道路上一直向前走，我們也能擁有纖細勻稱的美腿，也能成為回頭率百分之二百的極品美女。

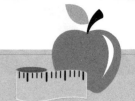

Best ways to keep fit

艾灸療法，打造圓潤緊實的翹臀

　　腰和臀，在女性的「S」曲線中起著承上啓下的作用，腰身臀形若恰到好處，在視覺上就能給人曲線玲瓏、峰巒起伏的美感。

　　站得太久，血液不易自遠端回流，造成臀部供氧不足，新陳代謝不好，長久下去還可能引起小腿的靜脈曲張。

　　上班族女性，因久坐辦公室不常運動，脂肪漸漸累積在下半身，這樣容易造成臀部下垂。

　　好多人坐著的時候怎麼舒服怎麼坐，東倒西歪的。其實，不能斜坐在椅子上，因爲斜坐時壓力集中在脊椎尾端，會造成血液循環不良，使臀部肌肉的氧氣供給不足，對大腦不利。

　　也不能只坐椅子前端 1/3 處，因爲這樣坐全身重量都壓在臀部這一小方塊處，長時間下來會感覺很疲憊。

　　腰部是窈窕身材的關鍵，但只「細」不「結實」的腰身也不符合美的標準，因此，愛美的女性除了注意飲食外，還應重視腰部鍛鍊，以增強腰肌張力和柔韌性。躺在床上，然後用手輕捶自己的左右腰部，100 次以上

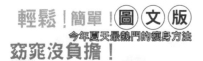

輕鬆！簡單！圖文版

今年夏天最熱門的瘦身方法

窈窕沒負擔！

就可以。

挺胸、提肛、舉腿是良好的站姿，脊背挺直，收腹提氣，此時再做一下肛門收縮的動作，可收縮臀部。需要長時間站立的美女，不時動一下，做做抬腿後舉的動作，對塑造「S」曲線大有好處。

要想擁有纖細的腰身，最簡單的方法就是在飲食上注意，多吃杏仁、雞蛋以及豆製品。杏仁中所含的礦物質鎂是身體產生能量、塑造肌肉組織和維持血糖的必需品。穩定的血糖能有效防止過度饑餓引起的暴食及肥胖。

杏仁最神奇的功能就是它可以阻止身體對熱量的吸收。研究發現，杏仁細胞壁的成分可以降低人體對脂肪的吸收，所以，女性朋友要想讓腹部平坦，可以每天吃十粒左右的杏仁。

此外，艾灸療法也是瘦臀的一個不錯的方法。取環跳、承扶、白環俞這3個穴位，將艾條點燃後，在距離穴位皮膚2公分左右處施灸，每個穴位每次灸15 ～ 30分鐘，每天或隔天灸1次，10次爲1個療程。

在日常生活中，女性朋友也應該注意以下問題：休息站立，或者等候公車時，腳尖著地，腳後跟慢慢抬起，同時用力夾緊臀部，吸氣，然後慢慢放下，呼氣，堅持做就會見到成效。坐時應脊背挺直，坐滿椅子的2/3，將力量分攤在臀部及大腿處。

如果長時坐累了，想靠在椅背上，請選擇能完全支撐背部力量的椅背。儘量合併雙腿，長久分開腿的姿勢會影響骨盆形狀。坐時經常踮起腳尖，對塑造臀部線條很有好處。儘量不要長時間雙腿交叉坐，否則會造成腿及臀部的血液循環不良。

對照這些導致臀部問題的原因，適當做出改善，慢慢的，你就會發現自己的屁屁越來越挺翹迷人了。擁有了纖腰翹臀的你，離「S」曲線也就不遠了。

Best ways to keep fit

刮痧減肥，讓美麗不再遙遠

　　人體內脂肪積聚過多，體重超過標準體重的 20% 以上者，稱為肥胖症。有關專家研究顯示：肥胖可導致人的壽命縮短，男性肥胖者的死亡率是正常人的 1.5 倍，女性是 1.47 倍。所以，解決肥胖問題刻不容緩。

　　本病多屬本虛標實之候。本虛多為脾腎氣虛，或兼心肺氣虛；標實為痰濕膏脂內停，或兼水濕、血瘀、氣滯等，臨床常有偏於本虛及標實之不同。

辯證分型及治法如下。

1. 胃熱滯脾型

症狀：多食，消穀善饑，形體肥胖，脘腹脹滿，面色紅潤，心煩頭昏，口乾口苦，胃脘灼痛嘈雜，得食則緩。舌紅苔黃膩，脈弦滑。

刮痧療法：取刮痧板一個，刮痧油少許。穴選上脘、梁丘、行間、內庭、合谷、三陰交。先刮腹部上脘，再刮手背合谷，然後刮下肢內側三陰交，再刮膝部梁丘，最後刮足背部行間、內庭。使用瀉法。上脘穴是任脈和足陽明胃經交會穴，降逆和胃；梁丘為胃經郄穴治

胃痛；行間清瀉肝膽濕熱，和胃止痛；胃經滎穴內庭，配合谷清瀉胃熱；三陰交清熱除濕，健脾和中。

2. 痰濕內盛型

症狀：形盛體胖，肢體睏倦，胸膈痞滿，食肥甘醇酒，神疲嗜臥。苔白膩或白滑，脈滑。

刮痧療法：取刮痧板一個，刮痧油少許。先從上到下刮背部足太陽膀胱經（從內向外刮也可以），左右各 30 次，用力刮拭脾俞穴；從上到下刮拭膻中穴至中脘穴，刮 30 次；從上到下刮豐隆穴，左右各 30 次；刮足三里穴左右各 30 次。

3. 脾虛不運型

症狀：肥胖臃腫，神疲乏力，身體睏重，胸悶脘脹，四肢輕度水腫，晨輕暮重，勞累後明顯，飲食如常或偏少，既往多有暴飲暴食史，小便不利，便溏或便祕。舌淡胖，邊有齒印，苔薄。

刮痧療法：取刮痧板一個，刮痧油少許。穴選脾俞、胃俞、中脘、章門、內關、公孫、關元、氣海。先刮背部脾俞至胃俞，再刮腹部中脘、章門、關元至氣海，然後刮前臂內關，最後刮足部公孫。使用補法。脾俞、胃俞與章門中脘相伍可溫中祛寒，健脾補胃；內關、公孫相伍可健脾和胃；取任脈關元、氣海可溫中補虛。

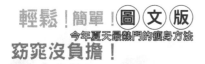

其他療法：脾虛不運型肥胖容易出現大肚腹，可以使用腹部按摩的方法減肥。具體操作方法如下。

取仰臥位，裸露腹部，雙手垂疊
按於腹部，以肚臍為中心
順時針方向旋轉摩動 50 圈，
使腹部有發熱感及舒適感。
以右手中指點按中脘穴、
下脘穴、關元穴、兩側天樞穴，
每穴持續壓 1 分鐘，以不痛為宜。
點按天樞穴時，先點右側後點左側，
重點在左側，手指下有動脈搏動感，
並覺兩腰眼處發脹，有寒氣循
兩腰眼下行，鬆手時，又有一股
熱氣下行至兩足。

4. 脾腎陽虛型

症狀：形體肥胖，顏面虛浮，神疲嗜臥冷，
下肢水腫，尿晝少夜頻。

舌淡胖。

刮痧療法：取刮痧板一個，刮痧油少許。穴選腎俞、關元、氣海、脾俞、豐隆、足三里。

先刮背部腎俞、脾俞，使用補法，然後從上到下的刮拭關元、豐隆、足三里，同時可以配合艾灸，特別是關元、氣海處艾灸，效果會更好。

還有個簡便的方法，就是兩手迅速搓熱，然後掌心立刻貼在腎腧上面，感覺不到熱時再重複 3 ～ 5 次。

其他療法：脾腎陽虛肥胖者可以經常拿艾條灸督脈和關元、氣海，以助陽氣。

刮拭肩臂：玉臂是這樣煉成的

一個人如果胳膊很粗，即使體重並不重，也會讓人感覺非常胖。所以，想讓自己看起來瘦，先瘦胳膊才是聰明之舉。古人都稱女子的胳膊爲「玉臂」，只這一個詞，所有的美感就出來了，也可以看出胳膊對於美麗的重要性。

保養手臂，首先應每天保持其清潔。清潔時，可用香皂、沐浴乳等；如果很粗糙，可用燕麥和水的混合漿液來按摩、塗擦。在《本草綱目》裡，燕麥也叫雀友、野麥子，含有大量的蛋白質，對護膚養顏功不可沒。小臂的皮膚由於長期壓在桌上，滋潤時應加倍塗敷。

有些女性體重很輕，但給人的感覺還是很胖，究其原因，主要是胳膊太粗。所以，想讓自己看起來瘦，聰明的做法是先瘦胳膊。

想瘦胳膊，刮痧是個不錯的辦法。選取牛角（刮痧板）、專用刮痧油或薄荷油。選擇手臂的贅肉最多處塗上刮痧油，左手手掌搭後腦，右手用刮痧板由手肘向腋下刮拭出痧。3分鐘後末出痧則應停止。刮痧完後洗淨刮痧油，熱敷5分鐘。用拇指揉按肩貞（肩貞穴位於人體的肩關節後下方，

臂內收時，腋後紋頭上1寸。取法：正坐垂肩位，在肩關節後下方，當上臂內收時，當腋後紋頭直上1寸處取穴。）1分鐘至發漲。早晚一次，持續兩週。手法輕柔，以皮膚觸感舒適為宜。

按摩時，先塗少許橄欖油或者杏仁油，揉勻後開始往下順著靜脈回流的方向和淋巴回流的方向推，把水分推到腋窩去。

刮拭腹部：漂漂女的修「腹」之路

　　二十九歲的雯雯，人長得非常漂亮，也很有靈氣，但一直找不到男朋友。我替她介紹了不下十個異性朋友，有博士，也有老闆，但最後都是無果而終。

　　這次見老公的高中同學很不錯，於是我就把雯雯和我合照的大頭貼給他看，老公的這個同學對雯雯十分滿意。接下來，我安排他們見面，但結果又讓人失望。

　　真是納悶，雯雯長得還蠻不錯啊，為什麼呢？終於，我從老公高中同學這裡找到了原因：她長得倒是沒得說，但肚子卻大了點，好像懷孕了一樣。

　　原來如此！想不到，男人這麼介意女人的身材。後來，我委婉的告訴了雯雯，並且很誠懇地給她提供了一套平腹法。現在終於見了效果，雯雯也找到了很好的歸宿。

　　腹部處在身體的最中央，也是特別引人注目的部位。一個「大腹便便」

的女人，即使有漂亮的臉蛋，也不會讓人有「驚豔」的感覺。所以，我把給雯雯的那套方法拿出來與姐妹們一起分享。

　　首先在飲食上要注意，多吃杏仁、雞蛋以及豆製品。此外，還可以配合刮痧療法，減掉腹部贅肉。

選穴：

天樞、足三里、大橫、腰陽關、脾俞、胃俞、腰俞穴。

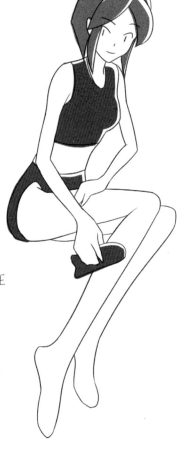

刮法：

囑患者取俯臥位，術者站於患者一側，在刮痧局部均勻塗抹刮痧介質，採用瀉法，自上而下、刮拭脾俞、胃俞、腰俞、腰陽關，刮至局部皮膚出現紫紅色痧痕；接著再囑患者取仰臥位，在刮拭部位

均勻塗抹刮痧潤滑油後，採用瀉法，由上至下刮拭天樞、大橫、足三里穴，刮至局部皮膚出現痧痕。

永續圖書
線上購物網

www.foreverbooks.com.tw

◆　加入會員即享活動及會員折扣。

◆　每月均有優惠活動，期期不同。

◆　新加入會員三天內訂購書籍不限本數金額，
　　即贈送精選書籍一本。（依網站標示為主）

專業圖書發行、書局經銷、圖書出版

輕鬆！簡單！窈窕沒負擔！今年夏天最熱門的瘦身方法-圖文版

雅致風靡　典藏文化

親愛的顧客您好，感謝您購買這本書。即日起，填寫讀者回函卡寄回至本公司，我們每月將抽出一百名回函讀者，寄出精美禮物並享有生日當月購書優惠！想知道更多更即時的消息，歡迎加入"永續圖書粉絲團"您也可以選擇傳真、掃描或用本公司準備的免郵回函寄回，謝謝。

傳真電話：（02）8647-3660　　　電子信箱：yungjiuh@ms45.hinet.net

姓名：	性別：　□男　　□女
出生日期：　年　　月　　日　電話：	
學歷：　　　　　　　　職業：	
E-mail：	
地址：□□□	
從何處購買此書：　　　　　　購買金額：　　　元	
購買本書動機：□封面 □書名 □排版 □內容 □作者 □偶然衝動	
你對本書的意見： 內容：□滿意□尚可□待改進　編輯：□滿意□尚可□待改進 封面：□滿意□尚可□待改進　定價：□滿意□尚可□待改進	
其他建議：	

沿此線對折後寄回，謝謝。

2 2 1 0 3

雅典文化事業有限公司　收

新北市汐止區大同路三段194號9樓之1

雅致風靡　　典藏文化